Less is More

考える集中治療

Think intensive care

著 太田啓介

静岡県立総合病院
集中治療センター
集中治療科／急変対応科

Kinpodo

はじめに

——すべてのものは毒であり、毒でないものはない
　　　パラケルスス（スイス人医師、1493〜1541）

　我々医療者の行為には、侵襲的なものや、効果効能が疑問視されているものも存在します。そして、それらはもれなくコストやマンパワーも必要とします。時にその有害性が命を脅かすことも稀ではありません。こと集中治療においては「重症だから」という理由だけで、詳細な病態や適応の評価もそこそこに、安易な薬剤投与や連日の検査などの医療的介入が行われることをよく目にします。しかし過度な医療行為は、パラケルススの言った通り「毒であり」、過ぎたるは及ばざるが如しであるということを肝に銘じなければなりません。すなわち、"less is more"な管理を行うことの価値を知る必要があります。そこで本書は、海外の集中治療系"Choosing Wisely"とヨーロッパの集中治療医学会雑誌『Intensive Care Medicine』の特集である "less is more" シリーズの内容を紹介しつつ、最近の知見を踏まえて、世界標準のシンプルかつスタンダードな管理を提唱することを目的として企画しました。

と、偉そうに書いていますが、正直に言うと、集中治療専門医として第一線で活躍されている先生方にはほぼ常識といえる内容です。ただ日本では集中治療専門医の数はまだまだ少なく、非専門医の先生が探り探りの集中治療を行っていることも多いと思います。研修医の先生においては、重症管理に精通して手取り足取り教えてくれる指導医がいないかもしれません。そんな先生方に向けて、本書から「ICUだからといって肩ひじ張らず、必要な介入をシンプルに行えばよい」というメッセージを感じてもらえればと思います。もちろん第一線の集中治療専門医の先生方にとっても、日頃のプラクティスを見直す機会となれば幸いです。また筆者自身もまだまだ勉強中の身でありますゆえ、本書を叩き台として忌憚なきご意見・ご指導をいただければと存じます。

　"less is more"とは、シンプルなもののほうが、高度なものや複雑なものよりも優れている、という意味合いで使われる表現で、何かをやり過ぎてしまうことへの危惧がこの考え方の背景にあります。このフレーズは"God is in the details."（神は細部に宿る）というモットーを掲げたことでも知られるドイツ人建築家のルートヴィヒ・ミース・ファン・デル・ローエ（1886〜1969）が遺した言葉とされています。多くのデザイナーがこの言葉にインスピレーショ

ンを受け、シンプルでありながら美しいものをデザインするという一つの表現が生まれたそうです。

　医療においても同様で、余計なものが多すぎると本質的なものを見失ってしまう可能性があります。我々医療者も、洗練された患者プランを提案できるデザイナーとなり、真に重要なことに集中することが望まれます。

2021年8月

57年ぶりの東京オリンピックのかたわら、毎年変わらぬ蝉の声を聞きながら

静岡県立総合病院集中治療センター集中治療科/急変対応科

太田啓介

謝辞

　ご担当の藤森さまはじめ、金芳堂の皆さまには本書の企画から出版まで多大なるご尽力をいただきましたことを、この場を借りて厚く御礼申し上げます。

　医師10年目という節目の年に、このような書籍を共に作り上げることができたことを大変嬉しく思います。

目次 CONTENTS

RRT は必要時まで待つ／造影剤腎症予防は生理食塩水で／過剰輸液が予後不良因子であることはニューノーマル／輸液反応性は実際にチャレンジ／アルブミン製剤も less is more ／晶質液は生理食塩水よりリンゲル液を／CRRT 処方量も多ければよい、というわけではない

❶

神経・鎮痛鎮静の *less is more*

POINT

▶ 漫然とした深鎮静管理は避ける！

▶ 浅鎮静や鎮静中断を試みてその先の早期離床につなぐ！

▶ ICUにおいても快眠を得られるように騒音を減らす！

海外の less is more －推奨・根拠

アメリカの Choosing Wisely（2021年）

ICU患者の離床を遅らせてはいけない

（https://www.choosingwisely.org/wp-content/uploads/2021/02/
SCCM 5things List_Draft 2b 002.pdf）

» 不動化により、患者はICU滞在中に著しい筋力低下と筋萎縮（横隔膜を含む）を発症する可能性がある。

🇧🇷 ブラジルの Choosing Wisely（2019年）

明確な適応なしに患者をベッド上で不動化させない

（ https://rbti.org.br/exportar-pdf/0103 -507 X-rbti-32 -01 -0011 -en. pdf）

» 重症患者の不動化は、合併症の発生率が高く、入院期間延長にも関連している。

» 早期離床はICU環境において安全に行うことができ、重症疾患からの回復を促し、入院中や退院後の生活の質を改善させるというエビデンスがある。

» 理学療法や作業療法を組み合わせ、鎮静を毎日中断することが、退院時の患者の回復や機能改善に重要な影響を及ぼすことが示されている。

🇨🇦 カナダの Choosing Wisely（2018年）

ベッド上に寝かしつけるために鎮静薬を過量投与し、人工呼吸器管理を長引かせてはいけない

（ https://www.ualberta.ca/critical-care/media-library/documents/5 - things-clinicians-and-patients-should-question.pdf）

» 重症患者の体動を最小限に管理することは、筋力低下や全身状態の不調を助長する可能性がある。

» 鎮静薬の過剰/長期使用は、せん妄の増加や、昏睡評価の

ための過剰な検査オーダー、気管切開数の増加、人工呼吸器期間やICU滞在日数の延長など、予後不良と関連している。

🇬🇧 イギリスの Choosing Wisely（2016年）

人工呼吸器を使用している患者だからといって、必ずしも深く鎮静する必要はなく、可能なら毎日鎮静を浅くするよう試みる

（https://www.choosingwisely.co.uk/i-am-a-clinician/recommendations/#1476656484368-ad2ae43c-9902）

＊背景はアメリカのものを引用しており、イギリス独自の記載はない。

🇦🇺 🇳🇿 オーストラリアとニュージーランドの Choosing Wisely（2016年）

禁忌がない限り、人工呼吸器を使用している患者の鎮静を浅くするよう日々試み、特定の適応がある場合にのみ深く鎮静する

（https://choosingwisely.org.nz/wp-content/uploads/2016/11/CMC0003-Australian-and-New-Zealand-Intensive-Care-Society-1.pdf）

» 長期/過度な鎮静は、せん妄、重症疾患による衰弱、人工呼吸期間や入院期間の長期化と関連している可能性がある。

» 深鎮静を避けるために、プロトコールに基づいた日々の鎮静薬の調整/中断を行うことで、患者予後が改善することが示されている。

» 筋弛緩薬が必要な患者は鎮静薬中止の例外であり、筋弛緩薬の効果がなくなるまで起こしてはいけない。

🇺🇸 アメリカの Choosing Wisely（2014年）

特定の適応がないにもかかわらず、毎日の浅鎮静を試みずに、人工呼吸器を使用している患者を深鎮静管理し続けてはいけない

（https://www.choosingwisely.org/wp-content/uploads/2015/02/SCCM-Choosing-Wisely-List.pdf）

» ICU における人工呼吸器患者において、鎮静薬の使用量が少ないと人工呼吸器期間や ICU 滞在日数、入院日数が短縮されるというエビデンスがあるが、日々のルーチンとして深鎮静管理されていることが多い。

» 鎮静薬の細やかな調整、鎮痛薬の優先的な投与、可能なら鎮静薬の1日1回の中断など、プロトコールに基づいて深鎮静を安全に避けることは可能である。

» これらのアプローチを組み合わせても予後が改善されない可能性はあるが、それぞれが患者予後を改善させることが示されている。

ICM の less is more

雑音を減らして良好な睡眠を

(Kamdar BB, et al. Can ICUs create more sleep by creating less noise? Intensive Care Med. 2020；46：498–500 より以下内容を抜粋)

» ICUでは、機器のアラーム、スタッフの会話、ベッドサイドへの訪問、必要物の補充や清掃などの日常的な活動により、ごみ処理レベルの騒音を起こす。

» ICU騒音の多くは、患者ケアとは無関係なスタッフの会話と、アラームの「誤検知」であり、睡眠障害の主因となる。

» 覚醒中であっても、重症疾患における高レベルの騒音は、炎症を惹起し、回復経路を妨げる可能性がある。耳栓は覚醒していて協力的な患者にはよい適応かもしれない。

» ICU騒音における特効薬はなく、最も重要なのは、夜間の不必要な騒音に対するスタッフの認識を高めることである。

[Discussion]

　多くの国々がその有害事象を背景に、深鎮静管理への警鐘を鳴らしていることがわかります。2018年に発表された

PADISガイドライン[1]においても浅鎮静管理が提案されており、less is more管理の代表格といえます。**一般的にはRASS（Richmond Agitation-Sedation Scale）−2〜0（ 表1 ）での管理[2]を目標**としており、鎮静スケールとして他にもSAS（Sedation-Agitation Scale）がありますが、RASSはせん妄の評価にも有用で、日本のICUでは最も普及しています[3]。

表1 RASS

スコア（状態）	臨床症状
+4（好戦的）	・明らかに好戦的で暴力的 ・スタッフへの差し迫った危機
+3（非常に興奮）	・デバイス類の引っ張りや抜去 ・攻撃的な動作
+2（興奮）	・意図的でない運動が頻繁 ・人工呼吸器と非同調
+1（落ち着きがない）	・不安で絶えずそわそわ ・攻撃的ではなく、動きも激しくない
0（意識清明）	・平穏で落ち着いている
−1（傾眠）	・完全に清明ではないが、呼びかけで10秒以上の開眼とアイコンタクトでの応答がある
−2（軽度鎮静）	・呼びかけに開眼し、短時間（10秒未満）のアイコンタクトでの応答がある
−3（中等度鎮静）	・呼びかけに体動あるが、アイコンタクトなし
−4（高度鎮静）	・呼びかけに無反応だが、刺激で体動あり
−5（昏睡）	・呼びかけにも身体刺激にも無反応

（Sessler CN, et al. The Richmond Agitation-Sedation Scale: Validity and reliability in adult intensive care unit patients. Am J Respir Crit Care Med. 2002; 166: 1338-1344より翻訳・一部改変し作成）

深鎮静が必要なケースとは？

　一方、病態によっては深鎮静管理をやむなく行う状況も存在し、**筋弛緩薬使用時はもちろんのこと、人工呼吸器管理を要する重症呼吸不全症例で肺保護戦略を厳守したい場合や頭蓋内圧亢進、痙攣重積状態などでは、治療の一環として深鎮静管理を行うことが一般的に許容されます**。ただ筋弛緩薬を投与されている ARDS（acute respiratory distress syndrome：急性呼吸促迫/窮迫症候群）患者において、長期間の深鎮静が死亡率上昇と関連するという観察研究もあり [4]、筋弛緩投与終了後の深鎮静は最小限とし、速やかに通常通りの浅鎮静管理へ移行することが望まれます。

　時に ECMO（extracorporeal membrane oxygenation：体外式膜型人工肺）施行時に「体動があると脱血が不良になる」、「体動で抜かれたら大変」ということから深鎮静とする場面を目にすることがあります。もちろん最重要な生命維持装置なので許容せざるを得ない場合もありますが、脱血不良の場合はカニューレの位置や血管内 volume の評価などが第一ですし、管理の慣れている施設では awake ECMO として、積極的に覚醒させリハビリなどを行う管理も行っており、その有効性も示唆されています [5]（ 図1 ）。もちろん状態が不安定な時や、上記の深鎮静を要する条件

があればその限りではありませんが、可能であればECMO
においても鎮静管理はless is moreといえます。

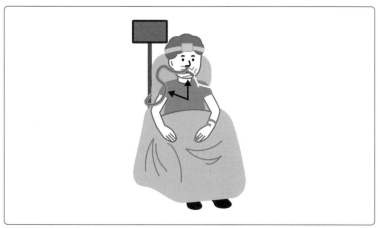

**図1　経口挿管チューブによる人工呼吸器とVV-ECMO中、リ
クライニングチェアに快適に座っている患者**
矢印の位置で腕と頭にVVカニューレをしっかりと固定している。
（Wongtangman K, et al. Optimal sedation in patients who receive neuromuscular blocking agent
infusions for treatment of acute respiratory distress syndrome—A retrospective cohort study from a
New England health care network. Crit Care Med. 2021; 49: 1137-1148より作成）

鎮静薬の選択

　鎮静薬の選択に関しては、先のPADISガイドライン[1]で
も触れられており参考になります（各々の薬剤の詳しい特
徴・投与法などは成書をご覧ください）。**抜管までの時間や
せん妄の発症率などから、ベンゾジアゼピンよりもプロポ
フォールやデクスメデトミジンの使用が提案されていま**

す。ガイドライン発表後も、人工呼吸器患者の鎮静におい
て、深鎮静とベンゾジアゼピンの累積投与量は90日死亡率
の上昇と関連し、さらに深鎮静は非人工呼吸器期間とICU/
入院非滞在期間を減らすという観察研究もあります[6]。深
鎮静管理が害となることは先述の通りですが、**ベンゾジア
ゼピン使用もless is moreの意識を持つ必要があります。
プロポフォールとデクスメデトミジンとの比較に関して
は、抜管までの期間やICU滞在日数、低血圧などの有害事
象に差はなかったものの、デクスメデトミジンにおいて、
せん妄発生率の減少や効果的なコミュニケーションがとれ
るなどのメリットが示唆されています**[1,7]。これまでデク
スメデトミジンは、ベンゾジアゼピンやプロポフォールと
比べてコストが高いことが懸念されていましたが、日本で
も2018年に後発医薬品が市場に出回り、その点において
は敷居が下がったといえます。昨今の浅鎮静トレンドや、
自発呼吸を残せること、わずかな鎮痛効果、せん妄への効
果に対する期待も含めて実臨床では使用頻度が増してきて
います。

　一方で、重症人工呼吸器患者の鎮静において、デクスメ
デトミジンの早期使用は、65歳以上と手術を受けた全年齢
層で90日死亡率が低下したものの、手術を受けていない
65歳以下の患者では90日死亡率が高くなる可能性があ

る、とするランダム化比較試験[8]があります。筆者らは、この根本的な影響のメカニズムは不明確で、死亡率の原因に対処するにはさらなる研究と分析が必要と述べていますが、今後デクスメデトミジン使用に関しては対象患者を考慮する必要が出てくるかもしれません。また、重症人工呼吸器患者におけるRASS−2〜+1を目標とした鎮静で、デクスメデトミジンはプロポフォールやベンゾジアゼピンなどの従来鎮静と比較して90日死亡率は変わらず、目標鎮静を得るためにプロポフォールやベンゾジアゼピンを要したり、有害事象として徐脈や低血圧がより多くみられたとするランダム化比較試験もあります[9]。デクスメデトミジンの鎮静作用は他剤よりも弱いため、単体で鎮静目標が達成できない場合は上記通り鎮静薬併用も選択肢となりますが、循環抑制の有害事象が強く出る可能性もあるので、プロポフォール単剤などに切り替え、極力シンプルな管理を心がけることも必要です。先述の通り、デクスメデトミジンは鎮静効果のほかに、鎮痛やせん妄への効果、敗血症に対する抗炎症作用なども昨今期待されていますが[10]、現段階ではそのためだけに投与するほど立ち位置が確立しておらず、他鎮静剤と併用してまでルーチンに使用することは推奨されないと考えます。投与薬剤はできるだけ少なく、やはりless is moreな管理が求められるといえます。

　鎮静薬の有害事象として循環抑制はよく経験すると思いますが、個人的にはプロポフォールは血圧低下＞徐脈、デクスメデトミジンは徐脈＞血圧低下となる印象があり、敗血症性ショック患者での鎮静をプロポフォールからデクスメデトミジンに変えるとノルアドレナリンの投与量を減らせたという観察研究 [11] もあります。この報告ではRASS−4〜−3という深鎮静管理で鎮静薬投与量も多かったため、プロポフォールによる血圧低下が強く出た可能性があります。本報告は昨今のトレンドに反した深鎮静管理であり、かつデクスメデトミジンのみで深鎮静が得られるかも微妙なところですが、そのような循環を意識した鎮静薬のスイッチも選択肢となるかもしれません。なお鎮静薬による血圧低下で困るようであれば、ベンゾジアゼピンやケタミンを使用することも検討が必要と考えます。

　なお、デクスメデトミジンは自発呼吸を残した浅鎮静を得意とするため、侵襲的人工呼吸以外にも使用できる場面があります。急性呼吸不全におけるNIV（non-invasive ventilation：非侵襲的人工呼吸）に対する快適性と忍容性向上のためのデクスメデトミジン使用は、他の鎮静戦略やプラセボと比べて、せん妄のリスクや侵襲的人工呼吸の必要性を減らしたとするメタアナリシス [12] もあり、有害事象としてやはり徐脈や低血圧のリスクを増加させたようです

が、<u>正しく対応できれば、忍容性・同調性が問題となる</u>
<u>NIVにおいてもデクスメデトミジンは有効と考えられます。</u>

鎮痛なくして鎮静なし

人工呼吸器患者にはあたかも**鎮静薬が必須かのように思**
われがちですが、鎮痛だけでも浅鎮静が得られることも多
く、適切な鎮痛を行ったうえでの鎮静管理が望まれます
[1]。人工呼吸器患者における浅鎮静管理として、鎮痛薬使
用下での無鎮静群と鎮静薬使用群では90日死亡率に有意
差がなかったとするランダム化比較試験[13]もあります。ま
た、人工呼吸器下敗血症患者における浅鎮静管理に対し、
デクスメデトミジンとプロポフォールで、せん妄や昏睡な
しの生存期間、非人工呼吸器期間、90日死亡率などの予後
は変わらないというランダム化比較試験[14]がありました
が、よく見てみると鎮痛薬であるフェンタニルは十分量投
与されており（デクスメデトミジン群中央値：68 μg/時、
プロポフォール群中央値：56 μg/時）、その上で各々の鎮静
薬投与量は比較的少量です（デクスメデトミジン投与量中
央値：0.27 μg/kg/時、プロポフォール投与量中央値10.21
μg/kg/分）。しっかりとした鎮痛が得られていれば、鎮静
薬の投与量を減らすことができ、かつその場合の鎮静薬に

よる予後への影響は大きくないものと考えられます。個人
的にもフェンタニル持続静注だけ、ないしそれに少量の鎮
静薬を併用するだけで目標鎮静を得られるケースは多く経
験します。

早期離床の重要性

　アメリカとブラジルのChoosing Wiselyでは早期離床の大
切さを説いています。**近年の科学技術の進歩や標準的ケア
の普及により集中治療医学は大きく発展し、救命率は劇的
に改善しましたが、その後のQOL（quality of life：生活の
質）が大きく低下することがわかっており、昨今PICS（post-
intensive care syndrome）という言葉で徐々に周知されて
きています。その中の一つにICU-AW（ICU-acquired weak-
ness）という病態があり、高度な筋萎縮と機能障害を背景と
し、重症疾患で頻繁に発症して長期短期の両方の予後に影
響を与えることが知られています**[1, 15]。

　リスク因子としては多臓器不全など、重症であることや
高齢であることは当然ですが、その他にもステロイドや筋
弛緩剤の使用やその併用、血管作動薬、深鎮静、非経口栄
養や高血糖などがあります。割と盲点なのがアミノグリコ
シドやバンコマイシンなどの抗菌薬使用も関連しているか

もしれない [15] というところです。別項でも述べますが抗菌薬の less is more はこんなところにも顔を出してきます。他にもクリンダマイシン、エリスロマイシン、キノロン、テトラサイクリンも神経筋接合部に影響を与える可能性があるようですが独立した関連性はないといわれています [15]。特別な治療法はなく、高血糖の回避、ICU入室初週での非経口栄養の回避、最小限の鎮静、早期リハビリテーションの実施などで予防可能性が示唆されており [1, 15]、延長線上にある早期離床を意識した less is more な鎮静管理がやはり重要であることがわかります。

またPICS予防としてABCDEバンドルが広く知られており、Awakening（毎日の覚醒トライアル）、Breathing（毎日の呼吸器離脱トライアル）、Coordination（A/Bの毎日の実践と鎮静鎮痛の調整）、Delirium monitoring/management（せん妄のモニタリングとマネージメント）、Early exercise/mobility（早期離脱リハビリ）を意識した管理を行うことが勧められています [16]。ここでも適切な鎮痛鎮静が重要であることがわかります。これらの介入は特別な道具などを要さず、病棟サイドで意識して行えるため、ICU患者の院内死亡率や1年死亡率改善に対する費用対効果も良好であるという観察研究もあり [17]、コスト面でも less is more といえます。さらに近年ではFGHを追加した

ABCDEFGHバンドルが提唱されています〔F：Family involvement（家族を含めた対応）・Follow-up referrals（転院先への紹介状）・Functional reconciliation（機能的回復）、G：Good handoff communication（良好な申し送り伝達）、H：Handout materials on PICS and PICS-F（PICSやPICS-Fについての書面での情報提供）〕[18]。

なお、いつでも離床開始してよいわけではなく、リハビリテーション開始にあたっては神経系・呼吸・循環など全身状態の安定がPADISガイドライン[1]でも述べられています。昇圧薬の使用や人工呼吸器使用は開始除外基準とはならないので留意が必要です。

騒音減少で良眠を得る

ICMでは睡眠に対する騒音対策の必要性を述べています。これに関してはPAIDSガイドラインでも触れられており、ICM同様、睡眠に対し騒音や光の削減を提案しています[1]。また外科系ICUの重症患者において、夜間は音と光を最小限に抑えて耳栓とアイマスクを提供し、日中はブラインドを上げて身体活動を促進させる介入を行うことで、せん妄日数を有意に減少させたとする観察研究もあり、非薬理学的な睡眠−覚醒バンドルの実現可能性や有効性が強

まっています[19]。筆者が所属する病院のICUでも騒音を減らすために、夜間帯はICUの出入り口の自動ドアを手動にし、不用意な開閉による騒音や廊下からの入光を減らす試みを行っています。

PADISガイドラインにはメラトニン使用に関する推奨は作成されていませんが[1]、その後に、ICU患者におけるメラトニン 10 mg内服はプラセボと比べてより良い睡眠の質と関連しており、将来的に重症患者のルーチンケアとしての可能性があるというランダム化比較試験[20]があります。日本では2020年に小児の特定の不眠にのみメラトベル®というメラトニン製剤が保険適応となっており、今後成人にも適応が広がることがあれば使用が増えるかもしれません。また厳密にいうと別薬剤ですが、現状使用可能な薬剤なら作用機序的にはラメルテオン（ロゼレム®）もよい適応となるかもしれませんが、ルーチン使用するほどのエビデンスは現状ありません。

なおPADISガイドラインでは、**血行動態が安定している場合のデクスメデトミジン使用は睡眠改善の可能性があるという報告もあるものの、デクスメデトミジン使用の推奨は作成されず、睡眠改善のためのプロポフォール使用は推奨されていません**[1]。上記のラメルテオンのほか、最近で

はレンボレキサント（デエビゴ®）など、有害事象が少なく、効果高く睡眠に作用する薬剤も存在するため、循環抑制などの有害事象を考えるとやはり睡眠のための鎮静薬使用はless is moreであるべきと考えます。

神経・鎮痛鎮静のless is more

参考文献

1) Devlin JW, et al. Guidelines for the prevention and management of pain, agitation/sedation, delirium, immobility, and sleep disruption in adult patients in the ICU. Crit Care Med. 2018; 46: e825-e873.
2) Sessler CN, et al. The Richmond Agitation-Sedation Scale : Validity and reliability in adult intensive care unit. Am J Resp Crit Care Med. 2002; 166: 1338-1344.
3) 日本集中治療医学会J-PADガイドライン検討委員会. 集中治療領域における痛み・不穏・せん妄管理の現状調査. 日集中医誌. 2017; 24: 199-207.
4) Wongtangman K, et al. Optimal sedation in patients who receive neuromuscular blocking agent infusions for treatment of acute respiratory distress syndrome—A retrospective cohort study from a New England health care network. Crit Care Med. 2021; 49: 1137-1148.
5) Haji JY, et al. Awake ECMO and mobilizing patients on ECMO. Indian J Thorac Cardiovasc Surg. 2021;1-10
6) Aragon RE, et al. Sedation practices and clinical outcomes in mechanically ventilated patients in a prospective multicenter cohort. Crit Care. 2019; 23: 130.
7) Kawazoe Y, et al. Effect of dexmedetomidine on mortality and ventilator-free days in patients requiring mechanical ventilation with sepsis: A randomized clinical trial. JAMA. 2017; 317: 1321-1328.
8) Shehabi Y, et al. Early sedation with dexmedetomidine in ventilated critically ill patients and heterogeneity of treatment effect in the SPICE III randomised controlled trial. Intensive Care Med. 2021; 47: 455-466.
9) Shehabi Y, et al. Early Sedation with dexmedetomidine in critically ill patients. N Engl J Med. 2019; 380: 2506-2517.
10) Ohta Y, et al. Effect of dexmedetomidine on inflammation in patients with sepsis requiring mechanical ventilation: a sub-analysis of a multicenter randomized clinical trial. Crit Care. 2020; 24: 493.
11) Morelli A, et al. The effect of propofol and dexmedetomidine sedation on norepinephrine requirements in septic shock patients : A crossover trial. Crit Care Med. 2019; 47: e89-e95.
12) Lewis K, et al. Safety and efficacy of dexmedetomidine in acutely ill adults requiring non-invasive ventilation: a systematic review and meta-analysis of randomized trials. Chest. 2021; 159: 2274-2288.
13) Olsen HT, et al. Nonsedation or light sedation in critically ill, mechanically ventilated patients. N Engl J Med. 2020; 382: 1103-1111

14) Hughes CG, et al. Dexmedetomidine or propofol for sedation in mechanically ventilated adults with sepsis. N Engl J Med. 2021; 384: 1424-1436.
15) Vanhorebeek I, et al. ICU-acquired weakness. Intensive Care Med. 2020; 46: 637–653.
16) Vasilevskis, et al. Reducing iatrogenic risks: ICU-acquired delirium and weakness-crossing the quality chasm. Chest. 2010; 138: 1224-1233.
17) Collinsworth AW, et al. Evaluating the cost-effectiveness of the ABCDE bundle: Impact of bundle adherence on inpatient and 1-year mortality and costs of care. Crit Care Med. 2020; 48: 1752-1759.
18) Harvey MA, et al. Post intensive care syndrome: Right care, right now⋯and later. Crit Care Med. 2016; 44: 381-385.
19) Tonna JE, et al. The effect of a quality improvement intervention on sleep and delirium in critically ill patients in a surgical intensive care unit. Chest. 2021; S0012-3692: 00548-1.
20) Gandolfi JV, et al. The effects of melatonin supplementation on sleep quality and assessment of the serum melatonin in ICU patients: A randomized controlled trial. Crit Care Med. 2020; 48: e1286-e1293.

気道・呼吸の
less is more

POINT

▸ SBTを日々行い、できるだけ早期の人工呼吸器離脱を目指す！

▸ SBTは30分！　慣習的なPS5/PEEP5 cmH$_2$OではなくPS7/PEEP0 cmH$_2$Oもよいかも！

▸ 人工呼吸器使用時はTV6 mL/kg PBWを目安とした肺保護戦略！

▸ FIO$_2$はもちろん必要最低限、PEEPは必要十分かつ最低限！

海外のless is more－推奨・根拠

🇺🇸 アメリカのChoosing Wisely（2021年）

人工呼吸器離脱に向けての調整を遅らせてはいけない

（ https://www.choosingwisely.org/wp-content/uploads/2021 /01 /
Pediatric-Hospital-Medicine-5 things-List_Draft-2 b.pdf）

»　人工呼吸器は救命に必要不可欠だが合併症も多く、人工

呼吸器の離脱がICU退室の律速段階となり得る。

» ガイドラインでも、人工呼吸器離脱や鎮静薬中断などの
プロトコルを用いて、できるだけ早く離脱を目指すよう
推奨されている。

🇨🇦 カナダの Choosing Wisely（2018年）

毎日の自発呼吸の確認なしに、漫然と人工呼吸器管理を続けてはいけない

(https://www.ualberta.ca/critical-care/media-library/documents/5-things-clinicians-and-patients-should-question.pdf)

» SBT（spontaneous breathing trials：自発呼吸試験）を行い、人工呼吸器離脱の可否をスクリーニングすることで、離脱可能性のある患者を早期に認識することができる。

ICM の less is more

人工呼吸器管理は許容できる低 FIO_2 /低 TV/低 PEEP で

(Gattinoni L, et al. "Less is more" in mechanical ventilation. Intensive Care Med. 2020 ; 46 : 780 -782 より以下内容を抜粋)

» FIO_2（fraction of inspired oxygen：吸入酸素濃度）：酸素供給の改善が目的ではあるが、酸素毒性のリスクを考慮し、できるだけ早期に FIO_2 の減量を目指す。

» TV（tidal volume：一回換気量）：かつては $10\sim12$ mL/kg PBW*の高一回換気管理を行っていたが、肺へのダメージを惹起することがわかり、現在では、ある程度のpCO_2上昇を許容した低一回換気管理（6 mL/kg PBW）による「肺保護」換気が広く普及している。一方で重症ARDSの一部では6 mL/kg PBWでも危険な可能性があり、さらに少ない換気量での「高保護」換気の概念もあるが、極端に低い換気量は有害事象を伴うこともある。

» PEEP（positive end expiratory pressure：呼気終末陽圧）：酸素化改善につながることから、かつては高PEEPを使用することが提案されていた。これまでの報告から、$6\sim15$ cmH_2O までのPEEPは容量損傷（volutrauma）/無気肺損傷（atelectrauma）両方のリスクを相殺すると考えられている。しかし肺リクルートメント手技後の高PEEPは、volutraumaと血行動態悪化のリスクがatelectraumaのリスクを上回るとされ、対照群に比べて死亡率が有意に高かったとする報告もあり、現段階ではPEEP<16 cmH_2Oでの管理がよいかもしれない。

» RR（respiratory rate：呼吸数）：VALI（ventilator-associated lung injury：人工呼吸器関連肺障害）の発生における呼吸数の役割は、肺に伝達されるメカニカルパワーを決定する重要な要素であるため、慎重に再検討する必要がある（明確な目標数値などの記載はなし）。

*PBW：Predicted Body Weight（予測体重）
男性：50＋0.91×（身長cm－152.4）
女性：45.5＋0.91×（身長cm－152.4）

ICMの less is more

低一回換気量＋必要最低限のPEEPでの管理を

（Auriemma CL, et al. Less is more in critical care is supported by evidence-based medicine. Intensive Care Med. 2019；45：1806-1809より以下内容を抜粋）

» 低一回換気量管理はless is more戦略の典型例であり、エビデンスも蓄積されてきた。

» 一方で中等度～重度のARDS患者において、肺リクルートメント手技と高PEEP戦略を追加すると、低PEEP戦略と比較して死亡率が上昇し、積極的な人工呼吸器使用によって、非人工呼吸器装着日数を減少させ、気胸や圧損傷（barotrauma）のリスクを増加させ得る。

ICM の less is more

挿管チューブ管理も必要最低限で

（Kacmarek RM, et al. Endotracheal tube management during mechanical ventilation: less is more!. Intensive Care Med. 2019；45：1632-1634 より以下内容を抜粋）

» 挿管チューブ管理ですべきこととすべきではないことを
   表1 に示した。

表1 　挿管チューブ管理の Do & Don't

Do（すべき）	Don't（すべきでない）	備考
カフは気管に密着させる	大きすぎるカフ	ガイドライン推奨あり
カフ圧 20～30 cmH$_2$O	カフの虚脱や過膨張	ガイドライン推奨あり
声門下の分泌物を間欠的に優しく吸引する		
吸引時に抵抗がある場合は速やかに中断する	声門下分泌物の持続的吸引	賛否両論あり
吸引圧 120～140 cmH$_2$O	左記以上の高い吸引圧	ガイドライン推奨あり
吸引は気管分岐部まで	非気管支内視鏡ガイド下での気管分岐部以遠の吸引	ガイドライン推奨あり
吸引は分泌物の滞留が明らかな場合のみ行う	吸引の繰り返し	賛否両論あり
閉鎖式吸引回路の使用	開放式吸引回路の使用	賛否両論あり
送気加湿の最適化	最小限の加湿	ガイドライン推奨あり
吸引手技中、患者を人工呼吸器に接続したままにする	吸引手技中、患者を人工呼吸器を外し用手でバッグ換気を行う	賛否両論あり
吸引チューブが閉塞している場合のみ生理食塩水を注入する	すべての吸引前に生理食塩水を注入する	賛否両論あり

（Kacmarek RM, et al. Endotracheal tube management during mechanical ventilation: less is more!. Intensive Care Med. 2019; 45: 1632-1634 より翻訳し一部改変）

Discussion

　アメリカ・カナダのChoosing Wiselyでは早期人工呼吸器離脱の重要性を説いています。人工呼吸管理によって、VAP（ventilator-associated pneumonia：人工呼吸器関連肺炎）、VALI、循環への影響（血圧低下、尿量減少、頭蓋内圧上昇など）、呼吸筋機能低下などの合併症発生の他、精神的なストレスや自己抜管のリスク、それに対処するための鎮静鎮痛薬の使用、チューブ閉塞など、管理上の問題も多く存在します。**人工呼吸器期間が延びることで、これら合併症発生率上昇の他、死亡率の上昇や入院期間の延長、コストの増加とも関連**しています[1-3]。医療者側としても患者側としても、早くに人工呼吸器が外れるよう管理していくことに異論はないはずで、less is moreというよりcommon senseといってよいでしょう。

　また抜管後の呼吸不全や再挿管予防に対しHFNC（high-flow nasal cannula）やNPPV（non-invasive positive pressure ventilation）の使用、その併用の有効性も示唆されており、早期の人工呼吸器離脱をサポートし得る選択肢となります[4,5]。

離脱評価は日々SBTで行う

　早期人工呼吸器離脱に向けて日々SBTを行うことがChoosing Wiselyで述べられています。これに関しては「1. 神経・鎮静鎮痛」でも登場したABCDEFGHバンドルや、2017年に発表された人工呼吸器離脱ガイドライン[6]でも述べられており、やはりcommon senseといえます。離脱評価として、かつてはSIMV（synchronized intermittent mandatory ventilation：同期式間欠的強制換気）やPSV（pressure support ventilation：圧支持換気）などのモードを用いて、設定を調整して徐々に自発呼吸へ移行する漸減法なども行われていましたが、**SBTのほうが人工呼吸器離脱が早い**ことが示されています[7,8]。離脱評価でもless is moreの意識で余計な呼吸器設定を挟まず、SBTをトライする必要があります。

SBTの実際

　現在、SBTとしては多くの施設で$FIO_2 \leqq 0.4$ / PEEP $\leqq 5 \sim 8$ / PS $\leqq 5 \sim 8\ cmH_2O$のPSVを$30 \sim 120$分間行っていると思います。挿管チューブによる気道抵抗を考慮し、Tピースよりも$5 \sim 8\ cmH_2O$程度のPSを併用することが一般的です。一方でPS7 / PEEP5 cmH_2O・30分のPSVはT

ピース 60 ～ 120分のSBTよりも抜管後呼吸不全のリスク
が高く、SBT失敗率やその後の抜管遅延の割合も高いとす
る報告もあり、人工呼吸器離脱ガイドライン [6] では<u>PS7 /
PEEP 0 cmH$_2$O・30分を提案しています</u> [9]。その背景には
PEEPを下げることで静脈還流が増え、肺水腫の病態とな
る WIPO（weaning induced pulmonary oedema）の病態も
あると推察します。体液過剰がリスク因子となるため [10]、
人工呼吸器離脱前には体液バランスを適正化しておくと
SBT成功率が高まるとされています [11]。WIPOの評価とし
てSBT前後の肺エコーで、前胸部4か所でのB-lineが6本
以上増加している所見が有用とする報告もあり [12]、参考と
なります。また、SBTの際にPEEP 5 cmH$_2$Oを残す、とい
うのも完全な慣習でエビデンスに基づいた設定ではありま
せん。健常成人における呼気終末の気道内圧は 0 cmH$_2$O
であることがわかっており、PEEP 5 cmH$_2$Oでも呼吸や循
環に影響を与える可能性があります。

　以上から、<u>FIO$_2$とPEEPに関しては酸素化改善次第、バ
ランス管理をしつつ徐々に設定を下げていき、主に安定し
た自発呼吸の確認や換気の評価に対してPS7 /PEEP 0
cmH$_2$OでSBT、というような離脱評価が現実的なのかも
しれません</u>。なお、施行時間に関しては30分 vs. 120分で
再挿管率や死亡率に有意差がなく [13]、　<u>30分で十分である</u>

と考えます。PEEP0 cmH$_2$O、施行時間30分はSBTにおける less is more といえるでしょう。

肺保護戦略—TV制限の重要性

　ICMの less is more ではいわゆる肺保護戦略の重要性が述べられており、これまでの研究から ARDS における人工呼吸器管理における定石として知られています（ 表2 ）[14, 15]。ARDSの死亡率は1996年の35.4％から、 2013年には28.3％に減少し、その死亡率改善には肺保護戦略が重要であったとするランダム化比較試験の二次解析もあります [16]。**人工呼吸器管理においては「量」も「圧」も less is more であることは明白**といえます。

表2　ARDS における人工呼吸器管理の今とこれから

現在の標準管理	今後期待される管理
TV（一回換気量）＜6〜8 mL/kg PBW	driving pressure（駆動圧）＜15 cmH$_2$O
プラトー圧＜30 cmH$_2$O	メカニカルパワーを最小限にする
上記を維持しつつ、PEEP/FIO$_2$ table** を用いて酸素化に合わせて PEEP を調整する。	個別の PEEP 調整 ・最良のコンプライアンス ・リクルータビリティの測定 ・経肺圧 ・EIT（electrical impedance tomography） ・非同調や過度な吸気努力を避けた自発呼吸管理

（Menk M, et al. Current and evolving standards of care for patients with ARDS. Intensive Care Med. 2020; 46: 2157-2167より改変し作成）

（つづく）

** 下記参照

Lower PEEP/higher FIO₂

FIO₂	0.3	0.4	0.4	0.5	0.5	0.6	0.7	0.7
PEEP	5	5	8	8	10	10	10	12

FIO₂	0.7	0.8	0.9	0.9	0.9	1.0
PEEP	14	14	14	16	18	18〜24

Higher PEEP/lower FIO₂

FIO₂	0.3	0.3	0.3	0.3	0.3	0.4	0.4	0.5
PEEP	5	8	10	12	14	14	16	16

FIO₂	0.5	0.5〜0.8	0.8	0.9	1.0	1.0
PEEP	18	20	22	22	22	24

(The NIH-NHLBI ARDS Network. http://www.ardsnet.org/files/ventilator_protocol_2008-07.pdfより改変し作成)

　非ARDS人工呼吸器患者において、TV 6 mL/kg PBWから始めて4 mL/kg PBWまで減らしていくTV制限群は、TV 10 mL/kg PBWの非制限群と比べて非人工呼吸日数を増加させず、入院期間も死亡率も有意差がなかったとするランダム化比較試験がありましたが[17]、その後に、非ARDS重症人工呼吸器患者においてTVは30日死亡率に関与するという観察研究や[18]、12時間以上人工呼吸器管理された成人患者（ARDSも非ARDSも含む）において、40％の患者がTV＞8 mL/kgであり、そのTVを24時間以上続けた場合、有意に死亡率が上がったとする観察研究などもあ

ります[19]。

　またこれまでに解明されてきたbarotrauma/volu-trauma/atelectraumaなどのVALIの病態を否定するものでもないため、**非ARDSにおいても肺保護戦略を意識した管理は変わらず重要であると考えます**。併せて、ICMのless is moreにも述べられているように、重症ARDSでさえも6 mL/kg PBW以下の「高保護」換気の有害事象が問題になり得ることから、先の報告も踏まえ、**非ARDSでは4 mL/kg PBWほどの低TV管理ではなく従来通りの6〜8 mL/kg PBWを意識できればよい**と考えます。さらに、ARDS診断の2/3の症例で診断のミスや遅れが生じているという報告もあります[20]。診断においては他疾患の除外が重要になってきますが、併存疾患として心不全や間質性肺炎を患っていることも少なくなく、個人的にも自信を持ってARDSと診断することの難しさは感じるところです。そのため、目の前の人工呼吸器患者が仮にARDSであったとしても問題のないよう、病態問わず人工呼吸管理中は肺保護戦略を意識しておくことはリスクヘッジにもつながると思われます。

　一方で非ARDSにおいて肺保護厳守のために深鎮静や筋弛緩を使用し自発呼吸を消した管理を行うことは、その補助療法による有害事象も無視できず過剰介入となる可能性

もあります。その際は、原病や患者背景など含めてメリット・デメリットを検討し、同調性を意識しつつ多少大きめのTVを許容していくことも選択肢となるかもしれません。またARDSにおけるTV制限の死亡率に対する効果は肺/胸郭のエラスタンスによって異なるため、肺保護戦略はTVよりもdriving pressureをターゲットにすべきとするランダム化比較試験の二次解析もあり[21]、後述するように今後はdriving pressureをより意識した管理が必要となるかもしれません。

これからの肺保護戦略―メカニカルパワー

ICMのless is moreで、メカニカルパワーについても触れられています。メカニカルパワーとは、VALIへの影響として昨今注目されている概念です（ 表2 ）[14, 15]。TV・driving pressure・flow（送気流量）・PEEP・RRで構成される人工呼吸器由来のエネルギーが肺へ伝達することで肺組織障害をもたらし、TV・driving pressure・flow・RRによって指数関数的に増加し、PEEPによって直線的に増加するとされています[22]。ただ適切なflowやRRなどは明確にはなっておらず、それぞれが相互に影響しあうため、今後の報告を踏まえ総合的に判断する必要があるでしょう。また**driving pressure**は今後期待される管理として挙げられていま

すが（ <u>表2</u> ）、目標達成は困難でもなく、前述の通りTV制限より重要である可能性もあり、現在においても達成すべきものと考えます。

　なお自発呼吸優先の管理に関しては、呼吸筋委縮予防や背側無気肺予防、「1. 神経・鎮痛鎮静」のless is moreに沿った浅鎮静管理を狙うことができるなど、以前からその有用性が示唆されており、逆に人工呼吸器による長期の調整換気は、呼吸筋機能不全/萎縮を含めた重大な合併症と関連し、予後不良が知られています[9]。一方で、過度な一回換気量と並び、過度な吸気努力、患者呼吸器非同調は肺/横隔膜損傷と関連しているため[9]、 <u>表2</u> [14, 15] の記載通り、自発呼吸を活かした管理を行う場合はそれらを意識することが求められます。

　また、人工呼吸器患者における平均気道内圧が、プラトー圧やdriving pressureと同じように独立した90日死亡率/死亡予測と関連しているという観察研究もあります[23]。そもそも酸素化が悪ければPEEPが高くなりがちで、換気が悪ければdriving pressureも高くなりがちです。そうなればプラトー圧や平均気道内圧も高くなると推測されるため、呼吸不全患者の予後と平均気道内圧が相関するのは必然的であるとは思いますが、平均気道内圧は人工呼吸器につな

がっていれば簡単にわかるもので、呼吸不全による死亡予測の一つとして参考になるかもしれません。

PEEPも必要最低限の時代に

　今なお適切なPEEP設定方法は確立しておらず、PEEP/FIO$_2$ table（ 表2 **）[15]を参考にすることも少なくないと思われますが、ICMの2つのless is more両方で高PEEPの害に触れており、その背景として前述のメカニカルパワーによる影響も示唆されます。非ARDS人工呼吸器患者においてですが、低PEEP戦略（0〜5 cmH$_2$O）は高PEEP戦略（8 cmH$_2$O）と比べて非人工呼吸器期間やICU滞在期間、在院期間、死亡率、ARDSへの進展を含めたその他有害事象も有意差なしというランダム化比較試験があります[24]。同様に非ARDS人工呼吸器患者において、低PEEP戦略（median：0 cmH$_2$O、IQR：0〜5 cmH$_2$O）は高PEEP戦略（median：9 cmH$_2$O、IQR：8〜10 cmH$_2$O）では死亡率に有意差なしというメタアナリシスもあります[25]。高PEEPといってもそれほど高いわけではなく、この程度では結果に差が生まれなかった可能性はありますが、ARDS人工呼吸器患者において低PEEP戦略（9.1±2.7 cmH$_2$O［mean±SD］）は高PEEP戦略（15.1±3.6 cmH$_2$O［mean±SD］）と比べて死亡率や非人工呼吸器期間、圧外傷に有意差なし

というメタアナリシスもあり[26]、前述のメカニカルパワーのほか、静脈還流障害による血圧低下や頭蓋内圧上昇など、これまでにも指摘されているPEEPの有害事象も加味すると、**PEEPも必要最低限とするのがよい可能性があります**。

またPEEPの上限に関しては、高PEEPにするとプラトー圧< 30 cmH$_2$O内では換気が得られなくなることも少なくないため（特に肺保護のために深鎮静や筋弛緩薬を使用し自発呼吸を消す管理を行っている場合）、実際上PEEP14〜16 cmH$_2$Oくらいが限度なることも多く経験します。高PEEPの害も加味すると、ICMのless is more通り、**現段階ではPEEP< 16 cmH$_2$Oが一つの目安となると思われます**。なお、日本の敗血症診療ガイドラインでは、血圧低下の懸念からPEEP12 cmH$_2$O以上を用いないことを弱いながらも推奨しています[27]。PEEPもless is moreの時代に差しかかってきているようです。

もはや常識―酸素投与は必要最低限

高濃度酸素の害は古くから認識されており（ 表3 ）[29]、特にFIO$_2$$> 0.5$〜$0.6$の酸素濃度が48時間以上続く場合は高リスクとなります。2018年に発表された急性期患者にお

ける酸素療法ガイドライン[28]では、酸素投与によってSpO_2が96％を超えると死亡率が増加するため、すべての患者に対して96％以下の目標酸素飽和度を推奨すると中程度の確実性を持って述べられており、心筋梗塞や脳卒中患者の場合、最初のSpO_2が92％を超えていれば、酸素療法を開始しないことが推奨されています。

表3　高濃度酸素の害
・活性酸素発生→細胞障害→ARDS様変化（線維化、肺水腫、肺血管内皮障害など）
・吸収性無気肺
・気道粘膜クリアランス低下
・血管収縮作用→全身血管抵抗増加/心拍出量低下→組織低灌流

（Cooper N, et al. Essential guide to acute care third edition. WILEY Blackwell, 2021より作成）

　また最近では、ICUの人工呼吸器患者において、SpO_2下限を90％としたうえで、通常の酸素療法（SpO_2とFIO_2に制限なし）と比較して、制限的酸素療法（SpO_2 97％を上限に最低限のFIO_2）は人工呼吸器離脱日数や死亡率に有意な影響を及ぼさないというランダム化比較試験[30]や、ARDS症例において、非制限的酸素療法（目標：PaO_2 90～105 mmHg、SpO_2 96％以上）と比較して、制限的酸素化療法（目標：PaO_2を55～70 mmHg、SpO_2 88～92％）を早期に行っても、28日生存率は上昇しないというランダム化比較試験[31]もあり、過去の報告ほどの優位性は示されな

かったものの、酸素制限しても非劣性といえます。なお、前者のサブグループ解析では低酸素性脳症の患者では制限的酸素療法で生存率が高かったようです。酸素はコストもかかり、限りある医療資源でもあることから、**酸素濃度はless is moreで必要最低限、むしろその有害事象から高めは許容されずmore is harm**と考えます。

　ちなみに、2020年にESICMから発表された急性脳損傷における人工呼吸サポートのステートメント[32]において、後ろ盾となるエビデンスはほぼないものの、強い推奨で目標PaO_2が80～120 mmHgとやや高めの設定となっており、一律にタイトな酸素制限を目指すのではなく、病態に応じた適切な調整を行うことが肝要です。また目標数値も大切ですが、酸素化を維持することの目標は、組織への酸素供給量（delivery O_2：DO_2）（ 図1 ）[29]を維持することであり、PaO_2ではなくSaO_2を、心拍出量（cardiac output：CO）やヘモグロビン値（Hb）も意識した酸素・呼吸管理を行えるとより理想的といえるでしょう。

DO_2＝Hb（g/dL）×10（リットル単位に換算するため）×SaO_2×1.34×CO（L/分）＋0.003×PaO_2

注）0.003×PaO_2 の部分は数値が小さいため無視できるとされる

図1　酸素供給の式

(Cooper N, et al. Essential guide to acute care third edition. WILEY Blackwell, 2021より作成)

気道管理は重要な予防対策

　ICMのless is moreでは、主に病棟で看護師さんらが対応してくれている挿管チューブ管理のDo & Don'tについてまとめられており、賛否両論のあるものもありますが、非常に参考になります。他にも頭部挙上やカフ上吸引付きチューブの使用、チューブ操作前や体位変換前のカフ上・口腔内の吸引・除去の確認などもVAP発生率低下につながるとされています[33, 34]。VAP発生によって死亡率上昇や人工呼吸器期間・ICU滞在・在院日数延長、医療費増大などのデメリットがあり[33, 34]、適切な気道管理はこれらを予防する重要な管理といえます。ただ何よりVAP予防は人工呼吸への曝露を最小限にすることと、早期離脱を目指すことが第一なので[34]、冒頭で触れた早期人工呼吸器離脱がやはり重要になってきます。

　他にも挿管チューブのサイズにおいてless is moreの可能性があります。挿管人工呼吸管理を要した急性呼吸不全回復者において、抜管72時間以内に内視鏡観察下で嚥下評価してみると、太い挿管チューブを使用されていた場合、誤嚥や喉頭肉芽組織形成のリスク増加と関連していて、より細い挿管チューブを使用した方が抜管後の誤嚥リスクを減らせるかもしれないという観察研究があります[35]。チューブ

サイズの選択は、一般的には体格や分泌物などによる
チューブ閉塞の懸念、気管支鏡処置の可能性なども考慮
し、実際は 7〜8 mm あたりのチューブ使用の頻度が高い
と思いますが、**許容できる最小限のサイズを選択すること
で抜管後のメリットを生むことができるかもしれません。**

　また挿管管理中はカフ圧を適切に維持する必要がありま
すが、自動カフ圧計を使用した気管チューブのカフ圧の継
続的な調整は、重症外傷患者のVAPを予防するうえで日常
的なケア（1日3回のカフ圧チェック＋調整）よりも優れ
ていなかったというランダム化比較試験があります[36]。
ICUのように人的資源に恵まれ、慣れているスタッフが対
応するのであれば、これもまたless is moreかもしれませ
んが、看護スタッフの負担軽減が目的であったり、対応が
不慣れな一般病棟での長期人工呼吸器管理の場合は有効性
が期待できるかもしれません。

　なお気管挿管時の導入薬剤で循環虚脱が起こることは稀
ならず遭遇します。その際に 500 mL の晶質液をボーラス
投与しても循環虚脱予防はできなかったとするランダム化
比較試験があり、無益性から研究も早期終了となっていま
す[37]。**明らかな血管内脱水の所見があればその限りではあ
りませんが、そうでなければless is moreで挿管手技時の**

不要な輸液負荷は避けるほうがよいでしょう。血圧低下が予想される場合はあらかじめ昇圧薬を用意しておく必要があります。

🔵 COLUMN

気管切開は早くする？　遅くする？

　重症人工呼吸器患者において、7日以降の晩期気管切開と比較して、7日以内の早期気管切開は、死亡率低下には関連しないものの、VAP率低下、人工呼吸器期間とICU滞在期間の短縮に関連していたというメタアナリシスや[38]、重症外傷性脳損傷患者では、7日以内の早期気管切開は7日以降の晩期と比べて良好な神経学的予後と入院日数の低下に関連していたという観察研究があります[39]。これまでの報告では早期に気管切開を行うことのメリットは示されてはいなかったものの、**臨床的な見通しとしても意識の回復が難しい／時間を要することが予想される場合や、呼吸不全の回復に時間を要することが予想される場合は、早めの気管切開に踏み切ることはよい選択肢になり得る**と考えます。特に前者の場合は酸素化・換気に問題なく、気道保護や吸痰経路の目的のみであることが多いため、早期に気管切開することで速やかに人工呼吸器離脱につながることは多く経験するところです。とはいえもちろん、経過で抜管が見込めるような場合は、多少経口挿管期間が延びても気管切開を回避できるメリットがあるため、慎重な経過観察を要します。

参考文献
1) 日本集中治療医学会教育委員会, 編. 日本集中治療医学会専門医テキスト第3版. 真興交易医書出版部, 2019.
2) Wawrzeniak IC, et al. Weaning from mechanical ventilation in ARDS: Aspects to think about for better understanding, evaluation, and management. Biomed Res Int. 2018; 2018: 5423639.

3) Yeung J, et al. Non-invasive ventilation as a strategy for weaning from invasive mechanical ventilation: a systematic review and Bayesian meta-analysis. Intensive Care Med. 2018; 44: 2192-2204.

4) Rochwerg B, et al. The role for high flow nasal cannula as a respiratory support strategy in adults: a clinical practice guideline. Intensive Care Med. 2020; 46: 2226-2237.

5) Jong AD, et al. Focus on noninvasive respiratory support before and after mechanical ventilation in patients with acute respiratory failure. Intensive Care Med. 2020; 46: 1460-1463.

6) Ouellette DR, et al. Liberation from mechanical ventilation in critically ill adults: An official American college of chest physicians/American thoracic society clinical practice guideline: Inspiratory pressure augmentation during spontaneous breathing trials, protocols minimizing sedation, and noninvasive ventilation immediately after extubation. Chest. 2017; 151: 166-180.

7) Esteban A, et al. A comparison of four methods of weaning patients from mechanical ventilation. Spanish Lung Failure Collaborative Group. N Engl J Med. 1995; 332: 345-350.

8) Ely EW, et al. Effect on the duration of mechanical ventilation of identifying patients capable of breathing spontaneously. N Engl J Med. 1996; 335: 1864-1869.

9) Jung B, et al. Ten tips to optimize weaning and extubation success in the critically ill. Intensive Care Med. 2020; 46: 2461-2463.

10) Liu J, et al. Cardiac dysfunction induced by weaning from mechanical ventilation: incidence, risk factors, and effects of fluid removal. Crit Care. 2016; 20: 369.

11) Anguel N, et al. Increase in plasma protein concentration for diagnosing weaning-induced pulmonary oedema. Intensive Care Med. 2008: 34: 1231–1238.

12) Ferré A, at al. Lung ultrasound allows the diagnosis of weaning-induced pulmonary oedema. Intensive Care Med. 2019; 45: 601-608.

13) Perren A, et al. Protocol-directed weaning from mechanical ventilation: clinical outcome in patients randomized for a 30-min or 120-min trial with pressure support ventilation. Intensive Care Med. 2002; 28: 1058-1063.

14) Menk M, et al. Current and evolving standards of care for patients with ARDS. Intensive Care Med. 2020; 46: 2157-2167.

15) The NIH-NHLBI ARDS Network. http://www.ardsnet.org/files/ventilator_protocol_2008-07.pdf (2021年9月1日アクセス)

16) Zhang Z, et al. Declining mortality in patients with acute respiratory distress syndrome: An analysis of the acute respiratory distress syndrome network trials. Crit Care Med. 2019; 47: 315-323.

17) Simonis FD, et al. Effect of a low vs intermediate tidal volume strategy on ventilator-free days in intensive care unit patients without ARDS a randomized clinical trial. JAMA. 2018; 320: 1872-1880.

18) Lanspa MJ, et al. Driving pressure is not associated with mortality in mechanically ventilated patients without ARDS. Crit Care. 2019; 23: 424.

19) Sjoding MW, et al. Evaluating delivery of low tidal volume ventilation in six ICUs using electronic health record data. Crit Care Med. 2019; 47: 56-61.

20) Bellani G, et al. Missed or delayed diagnosis of ARDS: a common and serious problem. Intensive Care Med. 2020; 46: 1180-1183.

21) Goligher EC, et al. Effect of lowering Vt on mortality in acute respiratory distress syndrome varies with respiratory system elastance. Am J Respir Crit Care Med. 2021; 203: 1378-1385.

22) Gattinoni L, et al. Ventilator-related causes of lung injury: the mechanical power. Intensive Care Med. 2016; 42: 1567-1575.

2

気道・呼吸の less is more

23) Sahetya SK, et al. Mean airway pressure as a predictor of 90-day mortality in mechanically ventilated patients. Crit Care Med. 2020; 48: 688-695.
24) Writing Committee and Steering Committee for the RELAx Collaborative Group, et al. Effect of a lower vs higher positive end-expiratory pressure strategy on ventilator-free days in ICU patients without ARDS a randomized clinical trial. JAMA. 2020; 324: 2509-2520.
25) Pettenuzzo T, et al. Higher versus lower positive end-expiratory pressure in patients without acute respiratory distress syndrome: a meta-analysis of randomized controlled trials. Crit Care. 2021; 25: 247.
26) Walkey AJ, et al. Higher PEEP versus lower PEEP strategies for patients with acute respiratory distress syndrome. A systematic review and meta-analysis. Ann Am Thorac Soc. 2017; 14 (Supple4) : S297-S303.
27) 日本集中治療医学会, 他編. 日本版敗血症診療ガイドライン2020. 真興交易医書出版部, 2021.
28) Siemieniuk RAC, et al. Oxygen therapy for acutely ill medical patients : a clinical practice guideline. BMJ. 2018; 363: k4169.
29) Cooper N, et al. Essential guide to acute care third edition. WILEY Blackwell, 2021.
30) ICU-ROX investigators and the Australian and New Zealand intensive care society clinical trials group, et al. Conservative oxygen therapy during mechanical ventilation in the ICU. N Engl J Med. 2020; 382: 989-998.
31) Barrot L, et al. Liberal or conservative oxygen therapy for acute respiratory distress syndrome. N Engl J Med. 2020; 382: 999-1008.
32) Robba C, et al. Mechanical ventilation in patients with acute brain injury: recommendations of the European society of intensive care medicine consensus. Intensive Care Med. 2020; 46: 2397-2410.
33) 国公立大学附属病院感染対策協議会, 編. 病院感染対策ガイドライン2018年版. じほう, 2018.
34) Papazian L, et al. Ventilator-associated pneumonia in adults: a narrative review. Intensive Care Med. 2020; 46: 888-906.
35) Krisciunas GP, et al. The association between endotracheal tube size and aspiration (during flexible endoscopic evaluation of swallowing)　　　in acute respiratory failure survivors. Crit Care Med. 2020; 48: 1604-1611.
36) Marjanovic N, et al. Continuous pneumatic regulation of tracheal cuff pressure to decrease ventilator-associated pneumonia in trauma patients who were mechanically ventilated the AGATE multicenter randomized controlled study. Chest. 2021; 160: 499-508.
37) Jans DR, et al. Effect of a fluid bolus on cardiovascular collapse among critically ill adults undergoing tracheal intubation (PrePARE) : A randomised controlled trial. Lancet Respir Med. 2019; 7: 1039-1047.
38) Chorath K, et al. Association of early vs late tracheostomy placement with pneumonia and ventilator days in critically ill patients: A meta-analysis. JAMA Otolaryngol Head Neck Surg. 2021; 147: 450-459.
39) Robba C, et al. Tracheostomy practice and timing in traumatic brain-injured patients: A CENTER-TBI study. Intensive Care Med. 2020; 46: 983-994.

3

循環の
less is more

3

循環の less is more

POINT

▶ ショック症例ではMAP≧65 mmHgを目標とするが患者ごとの検討は必要！

▶ 昇圧薬はまずはノルアドレナリン！　ドパミンを優先使用することはない！

▶ 敗血症ショックにおいてステロイド以外の補助療法は施行価値低し！

海外の less is more－推奨・根拠

ICM の less is more

血圧目標は MAP≧65 mmHg を base に患者ごとに要検討

（Auriemma CL, et al. Less is more in critical care is supported by evidence-based medicine. Intensive Care Med. 2019；45：1806-1809.より、以下内容を抜粋）

» 敗血症性ショック患者において、MAP（mean arterial

pressure：平均動脈圧）65〜70 mmHg vs. 80〜85 mmHgを比較したものがあるが、高い血圧目標は死亡率改善に寄与しなかった。

» 慢性高血圧患者において、より高い血圧目標は、死亡率改善はないものの腎代替療法の必要性減少と関連していた。主要な有害事象はほぼ同様であったが、高い血圧目標では心房細動の発生率が高かった。

ICM の less is more

血圧目標はMAP≧65 mmHg、カテコラミンはできれば最小限

（Venkatesh B, et al. Less is more: catecholamine-sparing strategies in septic shock. Intensive Care Med. 2019；45：1810-1812 より以下内容を抜粋）

＊メチレンブルーやバソプレシン類似物質、アンジオテンシン製剤の使用は 2021 年時点の日本では一般的ではないため割愛する。

» カテコラミンの一つであるノルアドレナリンは、敗血症性ショックの管理における第一選択薬であり、ドパミンよりも優れていて、アドレナリンやバソプレシンと同等であることが示されている。

» ショック改善のためにカテコラミンを使用すると、頻脈性不整脈、発熱、代謝異常、過剰な血管収縮による組織虚血などの有害事象が発生するため、様々なカテコラミン温存戦略が注目されている。

» 適切な輸液蘇生（「4. 腎・in/outバランス」参照）。

» 血圧目標：目標血圧としてMAP 65〜70 mmHg vs. 80〜85 mmHgを比較した研究では、死亡率改善を示せず、高い血圧目標において不整脈発生率が高かったが、慢性高血圧がある場合、腎代替療法の必要性は低かった。敗血症患者において、死亡率と腎障害のオッズは、低血圧（MAP＜65 mmHgと定義）にさらされるほど上昇することが示されており、MAP≧65 mmHgを維持することは、ガイドラインに沿った賢明な目標である。

» 非カテコラミン系血管収縮薬：敗血症性ショックにバソプレシンを使用すると、ノルアドレナリン必要量は減少するが、転帰改善との関連性は示されていない。

» 副腎皮質ホルモン：敗血症性ショックの補助療法として、ヒドロコルチゾン、ヒドロコルチゾン/フルドロコルチゾン併用療法は、いずれもショックを改善させ、昇圧薬の必要量を減らすことが示されている。敗血症性ショックで使用されるヒドロコルチゾンの用量では、血漿コルチゾール濃度が約3,500 mmol/Lとなり、鉱質コルチコイド受容体を活性化するのに十分な量であると予想されるため、フルドロコルチゾンが独立してカテコラミンを温存する効果があるかどうかは不明である。敗血症性ショックにおいて、ヒドロコルチゾン/フルドロコルチゾン併用群とヒドロコルチゾン単独群を比較した研

究では、両群間での昇圧薬非使用日数に差はなかった。

» その他：敗血症性ショックに対する血液浄化療法は、血行動態を改善し、カテコラミン必要量が減少することが示されているが、転帰改善に関するデータは不足している。

» 様々な非カテコラミン作動性血管収縮薬のシステマティックレビューとメタアナリシスのデータを解析した結果、非カテコラミン作動性薬剤による治療は血管拡張性ショックの生存率を改善することが示唆されたが、個々の薬剤が生存率の改善と関連していることは示されておらず、カテコラミン系以外の昇圧薬の使用をカテコラミン系よりも推奨する質の高いエビデンスはない。

Discussion

血圧目標MAP≧65 mmHg

　敗血症性ショックを中心としたこれまでの報告をもとに、**MAP≧65 mmHgがショック患者の血圧目標として一般的に知られており、現時点ではcommon sense**といえるでしょう。ICMのless is moreの通り、一律に高めの血圧を目指す根拠は今のところ乏しく、**昇圧薬の必要量の増加**

やそれによる有害事象が懸念されるため、less is moreの昇圧薬使用の意識が肝要です。

　一方で、病前の血圧も考慮すべきという意見もあり、特に元から血圧が低い場合は、MAP≧65 mmHgを目標とすることで、より高用量の昇圧薬を長期間投与され、ICU滞在の延長や死亡率上昇に関連する可能性があるため、元々の収縮期血圧＜100 mmHgの場合はMAP＜65 mmHgを目標として考慮してよいかもしれないという報告もあります[1]。またICMのless is moreでは、慢性高血圧患者における高い血圧目標による腎代替療法回避の可能性が触れられていますが、前述の報告[1]でも、元々の収縮期血圧＞140 mmhgならMAP 80 ～ 85 mmHgを目標として考慮することも述べられており、今後の報告によっては患者ごとの目標血圧設定が求められると思われます。

　なお病態によっては高めの血圧目標の有効性が示唆されているものもあります。心停止蘇生後に体温管理療法を行っている症例で、蘇生後初期6時間の目標血圧において、MAP≧90 mmHg vs. MAP 70～90 mmHgを比較し、前者で退院時神経学的予後が良好であったとする観察研究[2]があります。蘇生後脳症では脳のオートレギュレーションや脳灌流圧（＝MAP－頭蓋内圧）を意識した血圧管理が重要

である可能性があり[3]、特に原因疾患などで頭蓋内圧亢進が疑われる場合は、MAPを高く設定することは理にかなっているともいえます。

　一方で心停止蘇生後の血圧目標において、低血圧群（MAP 65 〜 75 mmHg）vs. 高血圧群（MAP 80 〜 100 mmHg）を比較し、NSEや脳波所見などの蘇生後48時間後の神経学的予後に差がなかったとするランダム化比較試験[4]もあります。心停止蘇生後での高い血圧目標は、神経学的予後において短期予後は期待できないものの、長期予後は期待できる、というところかもしれません。目標血圧の数値を含めコンセンサスはまだ得られていませんが、今後、病態を考慮した血圧設定が必要となる可能性があります。

昇圧薬を使用するならノルアドレナリンが第一選択

　ICMのless is moreと同様、敗血症性ショックを中心としたこれまでの報告や、それをもとにした日本のガイドライン[5]より、**成人における昇圧薬の第一選択はノルアドレナリン、第二選択としてバソプレシン**、第三の手段としてアドレナリンを考慮するというのが一般的であると考えます。またThe Society for Cardiovascular Angiography and

Interventionsによる心原性ショックの新定義においても、原疾患の対応や必要に応じた強心薬・メカニカルサポートも検討のうえで、昇圧薬の第一選択はノルアドレナリンとなっています[6]。ショックに対しドパミンを使用している場面を未だに目にすることがありますが、これまでの報告からノルアドレナリンと比較し死亡率上昇や不整脈発生率が高く[7,8]、かつて「腎保護」として投与されていた低用量ドパミンも有益性なく害を及ぼす可能性があることが示されたため、現在では推奨されていません[9]。ゆえに、**ドパミンを優先的に使用する場面は一般的にはほぼなく、ドパミンはless is more**といえるでしょう。なお強心薬＋血管収縮薬としてのアドレナリン持続静注は死亡率や腎代替療法の必要性、心筋虚血、不整脈、ICU滞在日数などの悪化とは関連しないとするランダム化比較試験もあり[10]、選択肢にはなり得ますが、対照群の多くはドブタミン＋ノルアドレナリンであり、これらよりもアドレナリンを優先的に使用することが推奨されるものではないと考えます。

またICMのless is moreの通り、カテコラミンの有害事象を危惧した温存戦略として、非カテコラミン系薬剤、特にバソプレシンの使用があります。両者とも動物実験ではありますが、ノルアドレナリンは免疫反応の調整不全を引き起こし、敗血症誘発性免疫麻痺に大きく加担してしまう

可能性があるものの、バソプレシンは有害な免疫学的影響がないとする報告[11)]や、敗血症性AKIにおいて、バソプレシンで平均動脈圧を回復させると、腎髄質虚血や組織低酸素、腸間膜血流を悪化させることなく、ノルアドレナリンよりも持続的な腎機能改善に寄与していたという報告[12)]があり、臨床前の段階ではその効果が期待されています。一方で、担癌患者の敗血症性ショックに対する昇圧薬として、バソプレシンを第一選択にしたとしても、ノルアドレナリンと比較して死亡率や臓器障害に有効性なしとするランダム化比較試験もあります[13)]。

　過去の報告も踏まえると、バソプレシンを昇圧薬の第一選択とすることでノルアドレナリンなど他の昇圧薬の減量を期待することはできても、それ以上の恩恵を受けられるかどうかは未だ不明です。やはり現時点では上記通りノルアドレナリンを第一に、とするのが無難でしょう。なお、ショック治療時にバソプレシンを使用し、それを中止した後に尿崩症を呈するという現象が稀ならず発生するといわれており、病態は解明されていないもののV2受容体の一過性のダウンレギュレーションの関与が示唆されています[14)]。病態改善による尿量増加の際は、refillingのほかにも、Na値の推移と併せて上記病態も考慮する必要がありそうです。

ドパミンを優先使用する場面は存在するか？

　かつてはドパミン使用が優先される病態の一つとして脳死ドナー症例がありました。ノルアドレナリンは、肺毛細血管透過性を高め、腸間膜や冠動脈の過度の血管収縮を誘発し、左心の後負荷を増加させ得るという理論的な懸念から、脳死ドナー管理の昇圧薬はカテコラミンであればドパミンを選択し、ノルアドレナリンは控えるよう提案されていました[15]。

　腎ドナーにおける 4γ の low-dose ドパミン使用によって腎レシピエントの透析率を減らしたとするランダム化比較試験[16]がありますが、その研究ではノルアドレナリン0.4γ以上の使用や他のアドレナリン系薬剤を使用している患者が除外されていたり、ドパミン群の78.4％と対象群の85.8％でノルアドレナリンが併用されていたりと、議論の余地があります。また心ドナーにおいて、昇圧薬をノルアドレナリンからドパミンやバソプレシンにスイッチすることで、移植心の機能悪化と1年生存率悪化に関連していたとする観察研究[17]や、腎ドナー管理において、カテコラミンの使用率は85.8％（ドパミン60％、ノルアドレナリン49％、ドブタミン11％、アドレナリン3％）で、ノルアドレナリンのみの使用が移植臓器損失の発生率を減少さ

せたとする観察研究 [18] もあり、**脳死ドナー管理における昇圧薬選択は未だ混沌としている**といえます。少なくとも**ドパミンの優先使用を推奨するほどのエビデンスはないといわざるを得ないでしょう**。

　なお脳死ドナーでは下垂体後葉からの抗利尿ホルモン分泌低下による中枢性尿崩症が起こる可能性があり、脳死早期症候と考えられていて、脳死ドナーの 46〜86％ に発症すると報告されています [19]。それゆえ、**抗利尿ホルモンの補充とカテコラミン温存によるメリットも加味し、バソプレシンを脳死ドナー管理における昇圧薬の第一選択として考慮してもいいかと思われますが、尿崩症治療と昇圧目的ではdoseが全く異なるので注意が必要**です。いずれにせよ、大規模ランダム化比較試験の行いにくい病態であり、観察研究ベースの低いエビデンスの中での治療選択となることも脳死ドナー管理の一般化を難しくしている要因であると考えます。

　その他、神経原性ショックのような徐脈ショックの場合もドパミン使用の選択肢とはなり得ますが、**血管拡張性の病態も加味して、まずはノルアドレナリンが第一選択**と考えます。また、**徐脈による心拍出量低下がメインの場合は、イソプレナリン（プロタノール®）のようなβ刺激薬によ**

る薬剤的ペーシングや経皮/経静脈的一時的ペーシングが適応と考えられ、やはりドパミンを優先的に使用する根拠は乏しいと思われます。もちろん、これらは原病改善までの対症療法に過ぎないのはいうまでもありません。

補助療法によるカテコラミン温存戦略は期待薄

　敗血症性ショックにおいて、これまで補助療法が多く報告されてきました。その一つにエンドトキシン吸着療法がありますが、最近の報告でも死亡率改善など有効性は示されておらず[20-22]、日本の敗血症ガイドライン[5]においても推奨されていません。バスキュラーアクセスを留置することの侵襲やリスク、高コストであることも加味し、エンドトキシン吸着療法はless is moreの代表例であると考えます。最近、エンドトキシン吸着療法と似たようなところで、敗血症性ショック発症後24時間以内に単回補助的血漿交換を行うと、血行動態が急速に改善する可能性があるというランダム化比較試験もありましたが[23]、まだまだ一般的ではなく、適応含めて今後の報告を待つ必要があります。

　同様に、免疫グロブリン投与もless is moreの代表例です。日本の保険適応量の何倍もの投与量にもかかわらず有効性を示せず、感染やコストの面での懸念もあり、日本の

敗血症ガイドライン[5]でも推奨されていません。

　またチアミンやハイドロコルチゾンと併用したビタミンC大量投与も補助療法として一時注目されていましたが、やはりこれらも多くの報告で有効性は否定されており[24-27]、**ビタミンC投与もless is more**といえます。なおチアミンに関しては、敗血症性ショック入院2日以内での100 mg/日以上の投与は28日死亡率と関連なしという観察研究があり[28]、**チアミンは最大でも100 mg/日程度の投与で十分である**と考えます。よく使用されているビタミンB複合製剤であるビタメジン®は1バイアル当たりチアミンが100 mg含有されており、**1日当たりビタメジン®1バイアル程度**でよい、と覚えておくと便利かもしれません。静脈栄養患者にビタミンB1含有製剤の投与は常識かと思いますが、ウェルニッケ脳症や脚気など、ビタミンB1欠乏に対する治療でなければ、チアミン投与量はmore is not benefitで必要最低限としましょう。

　なお敗血症性ショックに対するステロイドはICMのless is moreの記載通り、有害事象も少なく、ショック離脱を早めるとして、**ノルアドレナリン0.25γ以上など高用量を要する場合にステロイドを併用することは許容される戦略**と考えます。現時点ではフルドロコルチゾン併用の有効性は

確立していないため、ステロイド併用するならこれまでの報告をもとに**ハイドロコルチゾン 200 mg/日が目安**となります[5]。なお重症度やステロイド使用法もまちまちではあるものの、敗血症患者へのステロイド使用により死亡率が有意に低下したとするメタアナリシスもあります[29]。

投与ルートも less is more ?

　カテコラミン類を含め昇圧薬を投与する際に、静脈炎や血管外漏出を懸念して、一般的には中心静脈カテーテル（central venous catheter：CVC）を留置し、そこから投与することが多いかと思います。末梢ルートからの昇圧薬を安全に投与できる末梢ルートの位置/サイズや昇圧薬の種類/用量などを調べるには追加の研究が必要であるとしながらも、末梢ルートからの昇圧薬投与による有害事象（血管外漏出、疼痛、浮腫、壊死など）の発生率は低いとするメタアナリシスがあります[30]。さすがに高用量/長時間で昇圧薬を末梢ルートから投与することはためらわれますが、CVC留置までの一時的な使用程度では問題はないと思われ、個人的にも特にトラブルなく使用できる印象があります。低用量/短時間の昇圧薬使用が予想され、CVC留置の合併症も危惧されるのであれば、カテコラミン投与ルート目的のCVCも less is more といえるかもしれません。

末梢還流評価も動脈ガスは less is more か

　日本の敗血症ガイドライン[5]では敗血症性ショックの蘇生指標として、乳酸値を用いることが提案されていますが、CRT（capillary refill time）による末梢還流評価は乳酸値評価と比較して非劣勢だったというランダム化比較試験があり[31]、どこでも誰でも施行でき、コストフリーで、何より患者さんへの侵襲もないため、日常的に評価してよい指標の一つとなるでしょう。CRTでフォローできるようなら動脈ガスによる乳酸値も less is more となるかもしれません。なおこの研究では10秒間の圧迫後、refillに3秒以上要する場合を末梢循環不全としています。

参考文献

1) Russell JA, et al. Personalized blood pressure targets in shock: What if your normal blood pressure is "low"?. Am J Respir Crit Care Med. 2020; 202: 10-12.
2) Roberts BW, et al. Association Between elevated mean arterial blood pressure and neurologic outcome after resuscitation from cardiac arrest: Results from a multicenter prospective cohort study. Crit Care Med. 2019; 47: 93-100.
3) Sandroni C, et al. Focus on post-resuscitation care. Intensive Care Med. 2019; 45: 1283-1287.
4) Jakkula P, et al. Targeting low-normal or high-normal mean arterial pressure after cardiac arrest and resuscitation: A randomised pilot trial. Intensive Care Med. 2018; 44: 2091-2101.
5) 日本集中治療医学会, 他編. 日本版敗血症診療ガイドライン2020. 真興交易医書出版部, 2021.
6) de Chambrun MP, et al. What's new in cardiogenic shock?. Intensive Care Med. 2020; 46: 1016-1019.
7) De Backer D, et al. Comparison of dopamine and norepinephrine in the treatment of shock. N Engl J Med. 2010; 362: 779-789.
8) De Backer D, et al. Dopamine versus norepinephrine in the treatment of septic shock: A meta-analysis. Crit Care Med. 2012; 40: 725-730.
9) Holmes CL, et al. Bad medicine : Low dose dopamine in the ICU. Chest 2003; 123: 1226-1275.
10) Belletti A, et al. Effect of continuous epinephrine infusion on survival in critically ill patients: A meta-analysis of randomized trials. Crit Care Med. 2020; 48: 398-405.

11) Stolk RF, et al. Norepinephrine dysregulates the immune response and compromises host defense during sepsis. Am J Respir Crit Care Med. 2020; 202: 830-842.

12) Okazaki N, et al. Beneficial effects of vasopressin compared with norepinephrine on renal perfusion, oxygenation, and function in experimental septic acute kidney injury. Crit Care Med. 2020; 48: e951-e958.

13) Hajjar LA, et al. Vasopressin versus norepinephrine for the management of septic shock in cancer patients: The VANCS II randomized clinical trial. Crit Care Med. 2019; 47: 1743-1750.

14) Ferenchick H, et al. Diabetes insipidus after discontinuation of vasopressin infusion for treatment of shock. Crit Care Med. 2019; 47: e1008-e1013.

15) Kotlof RM, et al. Management of the potential organ donor in the ICU: Society of critical care medicine/American college of chest physicians/association of organ procurement organizations consensus statement. Crit Care Med. 2015; 43: 1291-1325.

16) Schnuelle P, et al. Effects of donor pre-treatment with dopamine on graft function after kidney transplantation. JAMA. 2009; 302: 1067-1075.

17) Stoica SC, et al. Noradrenaline use in the human donor and relationship with load-independent right ventricular contractility. Transplantation. 2004; 78: 1193-1197.

18) Birtan D, et al. Effect of vasoactive therapy used for brain dead donors on graft survival after kidney transplantation. Transplant Proc. 2018; 50: 1289-1291.

19) Meyfroidt G, et al. Management of the brain-dead donor in the ICU: general and specifc therapy to improve transplantable organ quality. Intensive Care Med. 2019; 45: 343-353.

20) Payen DM, et al. Early use of polymyxin B hemoperfusion in patients with septic shock due to peritonitis: a multicenter randomized control trial. Intensive Care Med. 2015; 41: 975-984.

21) Dellinger RP, et al. Effect of targeted polymyxin B hemoperfusion on 28-day mortality in patients with septic shock and elevated endotoxin level: The EUPHRATES randomized clinical trial. JAMA. 2018; 320: 1455-1463.

22) Fujii T, et al. Polymyxin B-immobilized hemoperfusion and mortality in critically ill adult patients with sepsis/septic shock: A systematic review with meta-analysis and trial sequential analysis. Intensive Care Med. 2018; 44: 167-178.

23) David S, et al. Adjuvant therapeutic plasma exchange in septic shock. Intensive Care Med. 2021; 47: 352-354.

24) Sevransky JE, et al. Effect of vitamin C, thiamine, and hydrocortisone on ventilator- and vasopressor-free days in patients with sepsis: The VICTAS randomized clinical trial. JAMA. 2021; 325: 742-750.

25) Putzu A, et al. The effect of vitamin C on clinical outcome in critically ill patients: A systematic review with meta-analysis of randomized controlled trials. Crit Care Med. 2019; 47: 774-783.

26) Moskowitz A, et al. Effect of ascorbic acid, corticosteroids, and thiamine on organ injury in septic shock the ACTS randomized clinical trial. JAMA. 2020; 324: 642-650.

27) Hwang SY, et al. Combination therapy of vitamin C and thiamine for septic shock: a multi centre, double-blinded randomized, controlled study. Intensive Care Med. 2020; 46: 2015-2025.

28) Miyamoto Y, et al. Association between IV thiamine and mortality in patients with septic shock: A nationwide observational study. Crit Care Med. 2020; 48: 1135-1139.

29) Fang F, et al. Association of corticosteroid treatment with Outcomes in adult patients with sepsis a systematic review and meta-analysis. JAMA Intern Med. 2019; 179: 213-223.

30) Owen VS, et al. Adverse events associated with administration of vasopressor medications through a peripheral intravenous catheter: a systematic review and meta-analysis. Crit Care. 2021; 25: 146.

31) Hernández G, et al. Effect of a resuscitation strategy targeting peripheral perfusion status vs serum lactate levels on 28-day mortality among patients with septic shock the ANDROMEDA-SHOCK randomized clinical trial.

4

腎・in/out バランスの
less is more

POINT

▸ 腎代替療法は必要時まで待つ！

▸ 体液過剰は予後悪化と密接に関連！　漫然とした輸液
投与は厳に慎む！

▸ 血管内容量低下の所見がある場合にのみ、リンゲル液
を必要最低限量投与する！

海外の less is more－推奨・根拠

ICM の less is more

腎代替療法は必要時まで待つ・HES 製剤は使わない

（Auriemma CL, et al. Less is more in critical care is supported by evidence-based medicine. Intensive Care Med. 2019 ; 45 : 1806 -1809 より
以下内容を抜粋）

» 緊急透析の適応がない重症 AKI（acute kidney injury：
急性腎障害）において、重篤な腎不全の合併症が発生し

た場合のみにRRT（renal replacement therapy：腎代替療法）を施行することで、それよりも早期にRRTを施行した場合と比較し、死亡率では差がなかったが、生存者の61％がRRTを回避することができた。

» HES（hydroxyethyl starch）製剤の使用は、死亡とRRTのリスクを高める。

ICMのless is more

過剰輸液は死亡率上昇と関連する

（Venkatesh B, et al. Less is more: catecholamine-sparing strategies in septic shock. Intensive Care Med. 2019；45：1810-1812より以下内容を抜粋）

» 適切な輸液蘇生が重要だが、エンドポイントは不明である。灌流障害のある重症小児症例において、輸液のボーラス投与を行うことで48時間後死亡率が有意に上昇し、敗血症患者において、プラスの体液バランスは死亡率上昇と関連している。

［Discussion］

RRT は必要時まで待つ

　ICM の less is more の通り、これまでの報告から、いわゆる**RRT を検討する "AIUEO"（表1）に該当しない限り、RRT は極力待ったほうがよさそう、というのが現状のコンセンサスである**と思います。待つことのメリットとして、腎機能回復によるRRTの回避や、バスキュラーアクセス留置の有害事象の回避、CRBSI（catheter related blood stream infection：カテーテル由来血流感染）などの感染の回避ができ、コストの面でも有利であることが知られており[1]、less is more といえます。

表1　腎代替療法を検討する "AIUEO"

A：Acidemia	pH＜7.2 や症候性のアシドーシス
I：Intoxication	メタノール、エチレングリコール、サリチル酸、テオフィリン、リチウムなどの中毒
U：Uremia	尿毒性（脳症、心膜炎・胸膜炎、尿毒症に伴う出血傾向）
E：Electrolyte disorder	薬剤で補正不可 or 危機的電解質異常（多くは症候性の高 K 血症、高 Mg 血症など）
O：Overload	利尿薬抵抗性の容量過負荷

（AKI（急性腎障害）診療ガイドライン作成委員. 急性腎障害診療ガイドライン2016. 日腎会誌. 2016; 59: 419-533および日本集中治療医学会教育委員会, 編. 日本集中治療医学会専門医テキスト第3版. pp437-449. 真興交易医書出版部, 2019より作成）

AIUEOの中でも特に診断が難しいのは尿毒症だと思われます。BUNを一つの目安とすることが多いですが、数値と症状の相関性には個人差があり、一概にカットオフ値を定めるのが難しく、信頼できる客観的指標がないことがその理由の一つと考えます。RRT晩期導入はある程度のコンセンサスが得られているものとして、過去の研究よりもRRT開始のBUN閾値を 112 mg/dL から 140 mg/dL へ引き上げてさらにRRT開始を遅らせると、非RRT日数や合併症発症率、ICU在室/入院期間などに差はないものの、60日後死亡リスクになり得るというランダム化比較試験があります [4]。Acute Kidney Injury Network では BUN≧100 mg/dL で RRT絶対適応としており、以上を踏まえると、**「BUN 140 mg/dL」は超えてはならないライン**であり、BUN 100〜120 mg/dL 程度が現実的な目安になると考えます。

　またフロセミド負荷試験は、AKIへの進展やRRT必要性が高い症例を特定するのにシンプルな手段で診断能がよいというメタアナリシスもあり [5]、今後の対応を考慮するうえで参考所見となるかもしれません。施行時は、過去の報告からフロセミド 1 〜 1.5 mg/kg くらいを目安に投与することが多いかと思いますが、個人的にはceiling doseを意識して、場合によってはそれよりも高用量で行うこともあり

ます。

なお腎代替療法を必要としたAKI後の高血圧に対し、ACE-I（アンギオテンシン変換酵素阻害薬）/ARB（アンギオテンシンII受容体拮抗薬）の使用は、非使用者と比較してよりよい生存転帰と関連し、有意差がないながらも末期腎不全への進展も少なかったという観察研究もあり [6]、降圧薬選択の一助となるかもしれません。

造影剤腎症予防は生理食塩水で

慢性腎不全などで元々腎機能がよくない患者へ造影剤を用いる場合、造影剤腎症予防として、生理食塩水や重炭酸Na、N-アセチルシステイン、スタチンなどがこれまで検討されてきましたが、現段階では確立したエビデンスはないものの、生理食塩水を超える有効性を示せたものはありません [7,8]。コストや薬剤の有害事象なども加味すると、**造影剤腎症予防の第一選択は生理食塩水であり、その他薬剤はless is more** といえそうです。なおアメリカでは生理食塩水100 mL/時を造影剤投与前6〜12時間＋造影剤投与後4〜12時間、ヨーロッパでは生理食塩水1〜1.5 mL/kg/時を造影剤投与前後12時間（外来例などでは造影剤投与前1〜3時間＋投与後6時間）というレジメンを推奨して

います[8]。

過剰輸液が予後不良因子であることはニューノーマル

　まず意識しておくことは、乏尿＝輸液負荷という短絡的な考えは非常に危険であるということです。ICMのless is moreの通り、過剰輸液は生命予後を悪化させる因子であり、輸液投与の唯一の適応は血管内容量減少の時だけです。そのため、乏尿の出現時は輸液投与の絶対適応ではなく、原因検索のために身体診察やvolume評価を行うタイミングであるということを常に念頭に置いておく必要があります。輸液負荷でも尿量が得られないため相談を受けて診察したところ、尿バルーン閉塞による腎後性であった、というような症例は稀ならず経験するため、volume評価のみならず基本的な身体診察も大切にしましょう。最悪の場合、尿バルーン留置や交換で対応できるものが、バスキュラーアクセス留置のうえRRT開始、ということにもなりかねません。

　輸液負荷は、血管内容量低下による循環不全に伴った、臓器不全を防ぐために行う手段です。しかしながら、過剰輸液はAKIリスクやAKI重症度を上昇させる因子であるだけでなく、死亡率とも関連していることが複数の報告から

示されており[9-15]、**over volumeとなることは厳に慎まな
ければなりません**。まさしく**less is moreの代表的存在**と
いえます。かつて腎保護的に「輸液リッチ」や「wet管理」
などと称して、過剰輸液が許容されていましたが、腎臓は
被膜に覆われており、過剰輸液が腎コンパートメント症候
群や腎静脈うっ血によってAKIを引き起こし、輸液/体液
量とAKIのリスク/発症率の関係がU字型であることがわ
かっています[9]。AKIを発症した重症患者における輸液制
限群は、従来輸液群と比べて累積輸液バランスがより少な
く、RRT施行も少なく、有害事象も少なかったというラン
ダム化比較試験もあります[16]。この報告における輸液制限
群は、輸液投与量を最小限にし、必要なら利尿薬を使って
±0～マイナスのバランスを目標とした管理を行っており、
古来より多少wetがよいかもしれないといわれてきた腎臓
領域でさえ、昨今はeuvolume管理が望ましく、むしろdry
side管理が有用である可能性さえもあります。その他に
も、重症敗血症・敗血症性ショック症例において、輸液制
限群が従来群と比較して死亡率や臓器不全発生率、入院期
間、ICU滞在日数、有害事象発生に差がないとするランダ
ム化比較試験もあり[17]、輸液を最低限として管理すること
の必然性は論を待たないと考えます。

　そのため輸液負荷が必要と判断した場合には、組織還流

を維持するために必要最低限量の輸液とするのが望ましく、一定量投与した後は適正なvolumeを維持するために輸液反応性や循環動態を定期的に評価するべきであると考えます。循環不全の改善やover volume、輸液反応性がない所見があれば輸液負荷の終了を検討するべきです。血管内容量が補正されても循環動態が不安定である場合は、昇圧薬や強心薬などの使用を検討します。敗血症性ショック患者において、早期ノルアドレナリン使用で輸液制限を行うことで、肺水腫や不整脈が有意に減少し、28日死亡率には有意差はないものの低下傾向になったとするランダム化比較試験があります[18]。また敗血症性ショック患者において、初期蘇生輸液中からノルアドレナリンを使用し早期に血圧維持を狙うことで、AKI発症率やRRT施行率を増やすことなく、輸液量減量や死亡リスク低下につながるという観察研究もあり[19]、**ショックを覚知したら輸液蘇生と同時にノルアドレナリンの指示を出し早期に投与することはよい戦略であると考えます**。日本の敗血症診療ガイドライン[20]においても、初期蘇生輸液と同時または3時間以内の早期血管収縮薬投与が弱いながらも推奨されており、海外でも早期昇圧薬使用での輸液制限が提案されています[13,14]。

　また蘇生輸液の投与量に関しては、前述のガイドライン[20]では3時間以内に30 mL/kg以上の輸液投与を提案してい

ますが、敗血症性ショックにおいて、0.25 ～ 0.50 mL/kg/分で初期蘇生輸液投与を行うと、ショックの早期離脱や28日死亡率低下と関連するかもしれないという観察研究があり [21]、最初の2時間以内で30 mL/kgの輸液が終わるくらいが大まかな目安となります。日本のガイドラインと大差はないですが、より短時間で最低限、という意識が重要となりそうです。一度入ってしまった輸液を回収するという行為は、経過良好な症例であれば問題はありません。しかし、炎症が遷延したり経過が芳しくない場合には、血管内皮のグリコカリックス層の障害による血管外への水分・アルブミンの漏出により、間質など血管外に多量の水分が貯留する一方で、血管内容量は不足し、利尿・除水が難しくなってしまうケースも少なくありません。初期蘇生において血管内容量が足りなければ、適切に投与し補えばよいだけのことです。多くは蘇生輸液ではなく、維持輸液でvolumeがかさんでいるという報告もあり [14]、維持輸液の必要性に関しても一考を要します。in/outバランスはless is moreで管理し、必要なら適宜負荷して調整することが望ましいでしょう。

輸液反応性は実際にチャレンジ

　適正なvolumeといってもそれを評価する方法が難しい

ことはいうまでもありません。また輸液反応性がある＝血管内容量低下と考えられがちですが、それは決して同義ではありません。輸液反応性は介入後のCO（cardiac output：心拍出量）が10〜15％上昇することで定義されることが多いものの、静脈系は動脈系と比べて血液に対し巨大なキャパシティーを有していることから[9]、**輸液負荷にCOが反応することは適正な血管内容量でも起こり得ます。**

　表2 [3] は輸液反応性の予測法とその診断能を示しています（各々の方法の詳細などは成書を参照ください）。近年はその診断能からPLR（passive leg raising：受動的下肢挙上）testや輸液チャレンジでの評価を行うことが推奨されています。一方で、未だに中心静脈圧（CVP：central venous pressure）を参考にする場面を目にしますが、その診断能から「コイントスを行うのと同等」と評されており、ルーチン使用や単独使用は推奨されません。CVPの極端な高値・低値は血管内容量とある程度相関するともいわれますが、その場合はCVPを用いずとも病歴や身体所見・検査所見で判断できると思われます。またCVPは低圧系であるがゆえに、体位や体動、高さなどで容易に影響を受けてしまうため、正しい値を示していない可能性も考えなければなりません。

脈圧の呼吸性変動などの動的評価法も、不整脈や自発呼吸がある場合や、一回換気量＜8 mL/kgの場合などは正確性に欠くことが知られているため、昨今の自発温存や肺保護優先の人工呼吸管理のトレンドを考慮すると参考にできる場面は少ないかもしれません。**輸液反応性における信頼性の低い評価法はless is more**といえるでしょう。

表2　輸液反応性の予測法とその診断能

静的な評価法 （ROC＜0.5～0.6）	中心静脈圧（CVP） 肺動脈楔入圧（PAWP） 下大静脈（IVC）／上大静脈（SVC）径の測定 右室拡張末期容量 左室拡張末期容量 SVC/IVC 径の呼吸性変動
機械的人工換気下での動的評価法 （ROC＜0.7～0.8）	Pulse Pressure Variation（PPV） Stroke Volume Variation（SVV） 脈波変動指数（PVI） 大動脈血流（Doppler 超音波もしくは心エコー）
輸液チャレンジ （ROC＜0.9）	Passive Leg Raising（PLR） 急速輸液チャレンジ（150～250 cc）

ROC：受信者操作特性曲線下面積
（日本集中治療医学会教育委員会, 編. 日本集中治療医学会専門医テキスト第3版. pp437-449. 真興交易医書出版部, 2019より改変して作成）

　なお最近では人工呼吸症例における輸液反応性指標としてEEO（end-expiratory occlusion）testが注目され、15秒間のEEOでCOが5％上昇する所見が良好な感度・特異度をもって輸液反応性を予測できるとされており[9, 11]、参考になると考えます。

またCO評価は、心エコーを確実に実施できなければ侵襲的デバイスを必要とするため、簡便に評価できないというデメリットもありますが、PLR testによる末梢還流の指標としてcapillary refill time during passive leg raising（Δ CRT-PLR）の27％短縮が感度87％・特異度100％・ROC 0.94で有用であったという観察研究があります[22]。「3. 循環」でのCRT評価同様、非侵襲的でコストもかからず、繰り返し評価ができるため、評価法の一つとして考慮してみてもよいでしょう。

　なお繰り返しの体液量の評価が必要で、頻回の心エコー検査が困難で現実的でない場合は、血漿BNP値の推移が相対的な体液量変化の参考になると考えられていますが、急性心筋梗塞や心筋炎などの心筋障害後は、血管内脱水になってもBNP高値が何年も持続することに注意が必要であり、血漿NT-pro BNP値は、腎機能低下時にはクリアランスが大幅に低下するため[23]、体液量の参考になりません。

アルブミン製剤も less is more

　これまでの報告から、膠質液は期待していたほどの効果はないことが示唆されており、身体侵襲時には血管内容量を満たすために必要な膠質液を1とすると晶質液は1〜

1.4程度であるとされています[3, 9]。ICMのless is moreの通り、HES製剤には腎毒性があることが判明しており、重症患者におけるHES製剤の使用はAKI発症率や腎代替療法施行率を上昇させることも証明されています[9, 11, 24]。アルブミン製剤は輸液蘇生時に投与されることが多いですが、晶質液と比較し一貫して、生存率改善は示されておらず、敗血症症例でのRRT施行率においてもアルブミン製剤と晶質液に有意差はないとされています[9-11]。また担癌患者における敗血症症例に対し、ICU入室6時間以内の初期輸液として乳酸リンゲル液に4％アルブミンを加えても7日後の生存率を改善させなかった、というランダム化比較試験もあり[25]、晶質液との併用でも効果への期待は薄いといえそうです。

　これらを加味すると、**初期輸液においては膠質液はless is moreであり、原則として晶質液を第一選択として使用していく**のが一般的であると考えます。また非代償性肝硬変患者に対し、アルブミン濃度≧3.0 g/dLを目標にアルブミン投与しても、感染症や腎機能障害、死亡の発生を改善させず、重度の有害事象の頻度も高くなるというランダム化比較試験もあり[26]、これまでアルブミン投与の効能が期待されていた病態でもやや旗色が悪い状況にあります。

一方で、off-pump冠動脈手術前の血清アルブミン値4 mg/dL未満の症例に対しLは、20％アルブミン製剤を手術前に投与することで術後AKIのリスクが減少する可能性も示唆されており[9]、状況に応じてアルブミン製剤の使用を検討する余地はまだあると思われます。

晶質液は生理食塩水よりリンゲル液を

0.9％生理食塩水はよく知られている晶質液ですが、大量投与による高Cl血症により代謝性アシドーシスのほか、腎血管収縮を引き起こし、腎血流や糸球体濾過量を減少させ得ることが知られており[9, 11]、緩衝剤含有調整晶質液（いわゆるリンゲル液）の有用性が期待されています。①ICUにおいて、リンゲル液は生理食塩水と比較し有意に30日以内の主要腎有害事象リスクが減少するというランダム化比較試験[27]、②救急外来おいて、リンゲル液は生理食塩水と比較し28日死亡率は同程度だったが、30日以内の主要腎有害事象リスクは低かったというランダム化比較試験[28]、③敗血症患者において、リンゲル液は生理食塩水と比較し、30日院内死亡率が低いというランダム化比較試験の二次解析、なども踏まえ[29]、現時点では、**初期輸液としては生理食塩水はless is moreであり、リンゲル液を第一選択**として考えてよさそうです。また高カリウム血症やAKIが

ある際に血中カリウムの上昇を懸念し、リンゲル液ではなく生理食塩水を考慮することもあるかもしれませんが、それらを比較した報告では、リンゲル液を使用しても重度高カリウム血症の発生率上昇と関連はなく、新規RRT導入率低下との関連が示唆されています[30]。

なお緩衝剤の違いに関しては、心臓外科患者において晶質液緩衝剤として乳酸と酢酸を比較したランダム化比較試験[31]がありますが、血行動態や酸塩基平衡に対する影響は両者に差はなく同程度だったという結果で、**現時点で緩衝剤に関しては特別に意識する必要性は低い**と考えます。一方、私見ではありますが、機序を考えると多少使い分けられる可能性もあります。日本で主に使用できるリンゲル液の緩衝剤には、乳酸、酢酸、重炭酸があります。乳酸は主に肝臓、酢酸は肝臓や腎臓、骨格筋を含むその他の臓器でも代謝されて緩衝作用を示し、重炭酸は代謝の影響を受けずに緩衝作用を示します。そのため、①循環不全など臓器代謝障害が考慮される状況下であれば、重炭酸リンゲル液を使用する、②肝不全症例であれば乳酸リンゲル液は避ける、などの対応を考慮してもよいかもしれません。

CRRT 処方量も多ければよい、というわけではない

　ICUでRRTを施行する際、血行動態が不安定であることも多いため、CRRT（continuous renal replacement therapy：持続的腎代替療法）が選択されることも多いと思います。そこで日本と海外の比較で問題になるのが処方量です。

　AKI合併重症患者において、 20 mL/kg/時 vs. 35 mL/kg/時 [32]、25 mL/kg/時 vs. 40 mL/kg/時 [33] とCRRT処方量を比較した報告で転帰に差がなかったことから、海外のガイドライン [34] では20〜25 mL/kg/時が現時点で推奨されています。また敗血症に関連したAKIでは高用量によるサイトカイン除去も期待されていましたが、50 mL/kg/時 vs. 85 mL/kg/時 [35]、 35 mL/kg/時 vs 70 mL/kg/時 [36]、40 mL/kg/時 vs 80 mL/kg/時 [37] とCRRT処方量を比較した報告で転帰に差がなく、高用量RRT（70〜85 mL/kg/時）が低用量RRT（35〜50 mL/kg/時）より優れていることは示されていません。これまでの報告を鑑みると**CRRT処方量もless is moreである可能性があるかもしれません**。

　一方、日本における保険適応内でのCRRT処方量は10〜15 mL/kg/時とされており、海外の推奨量の半分程度しかありません。尿毒症をコントロールするためのCRRT処方

量の下限が10〜15 mL/kg/時であり、重症AKI患者の尿毒症管理には15 mL/kg/時の処方量が適切であるかもしれないという観察研究があり[38]、日本での処方量でも問題ない可能性もありますが、世界標準からはまだまだ一般的とはいえないのが現状です。

参考文献

1) Gaudry S, et al. Timing of renal replacement therapy for severe acute kidney injury in Critically Ill Patients. Am J Respir Crit Care Med. 2019; 199: 1066-1075.
2) AKI（急性腎障害）診療ガイドライン作成委員. 急性腎障害診療ガイドライン2016. 日腎会誌. 2016; 59: 419-533.
3) 日本集中治療医学会教育委員会, 編. 日本集中治療医学会専門医テキスト第3版. pp437-449. 真興交易医書出版部, 2019.
4) Gaudry S, et al. Comparison of two delayed strategies for renal replacement therapy initiation for severe acute kidney injury（AKIKI 2）: A multicentre, open-label, randomised, controlled trial. Lancet. 2021; 397: 1293-1300.
5) Chen JJ, et al. Furosemide stress test as a predictive marker of acute kidney injury progression or renal replacement therapy: a systemic review and meta-analysis. Crit Care. 2020; 24: 202.
6) Yang CY, et al. Effect of renin-angiotensin-aldosterone system blockade on long-term outcomes in postacute kidney injury patients with hypertension. Crit Care Med. 2020; 48: e1185-e1193.
7) Pannu N. In patients with CKD having CT with contrast media, no prehydration and prehydration did not differ for AKI. Ann Intern Med. 2020; 173: JC8.
8) Mehran R, et al. Contrast-associated acute kidney injury. N Engl J Med. 2019; 380: 2146-2155.
9) Ostermann M, et al. Fluid management in acute kidney injury. Chest 2019; 156: 594-603.
10) Perner A, et al. Fluid management in acute kidney injury. Intensive Care Med. 2017; 43: 807-815.
11) Chuang CL. Fluid management in acute kidney injury. Contrib Nephrol. 2016; 187: 84-93.
12) Messmer AS, et al. Fluid overload and mortality in adult critical care patients—A systematic review and meta-analysis of observational studies. Crit Care Med. 2020; 48: 1862-1870.
13) Silversides JA, et al. Liberal versus restrictive fluid therapy in critically ill patients. Intensive Care Med. 2019; 45: 1440-1442.
14) Perner A, et al. Focus on fluid therapy in critically ill patients. Intensive Care Med. 2019; 45: 1469-1471.
15) Woodward CW, et al. Fluid overload associates with major adverse kidney events in critically ill patients with acute kidney injury requiring continuous renal replacement therapy. Crit Care Med. 2019; 47: e753-e760.
16) Vaara ST, et al. Restrictive fluid management versus usual care in acute kidney injury（REVERSE-AKI）: A pilot randomized controlled feasibility trial. Intensive Care Med. 2021; 47: 665-673.

17) Cori KA, et al. The restrictive IV fluid trial in severe sepsis and septic shock（RIFTS）: A randomaized pilot study. Crit Care Med. 2019; 47: 951-959.

18) Permpikul C, et al. Early use of norepinephrine in septic shock resuscitation（CENSER）: A randomized trial. Am J Respir Crit Care Med. 2019; 199: 1049-1051.

19) Ospina-Tascón GA, et al. Effects of very early start of norepinephrine in patients with septic shock: A propensity score-based analysis. Crit Care. 2020; 24: 52.

20) 日本集中治療医学会, 他編. 日本版敗血症診療ガイドライン2020. 真興交易医書出版部, 2021.

21) Hu B, et al. Effect of initial infusion rates of fluid resuscitation on outcomes in patients with septic shock: a historical cohort study. Crit Care. 2020; 24: 137.

22) Jacquet-Lagrèze M, et al. Capillary refill time variation induced by passive leg raising predicts capillary refill time response to volume expansion. Crit Care. 2019; 23: 281.

23) AKI（急性腎障害）診療ガイドライン作成委員会, 他編. 急性・慢性心不全診療ガイドライン 2017.

24) Poston JT, et al. Sepsis associated acute kidney injury. BMJ. 2019; 364: k4891.

25) Park CHL, et al. Lactated ringer's versus 4 ％ albumin on lactated ringer's in early sepsis therapy in cancer patients: A pilot single-center randomized trial. Crit Care Med. 2019; 47: e798-e805.

26) China L, et al. A randomized trial of albumin infusions in hospitalized patients with cirrhosis. N Engl J Med. 2021; 384: 808-817.

27) Semler MW, et al. Balanced crystalloids versus saline in critically ill adults. N Engl J Med. 2018; 378: 829-839.

28) Self WH, et al. Balanced crystalloids versus saline in noncritically ill Adults. N Engl J Med. 2018; 378: 819-828.

29) Brown RM, et al. Balanced crystalloids versus saline in sepsis. A secondary analysis of the SMART clinical trial. Am J Respir Crit Care Med. 2019; 200: 1487-1495.

30) Toporek AH, et al. Balanced crystalloids versus saline in critically ill adults with hyperkalemia or acute kidney injury: Secondary analysis of a clinical trial. Am J Respir Crit Care Med. 2021; 203: 1322-1325.

31) Pfortmuller CA, et al. Fluid management in patients undergoing cardiac surgery: Effects of an acetate- versus lactate-buffered balanced infusion solution in hemodynamic stability （HEMACETAT）. Crit Care. 2019; 23: 159.

32) Palevsky PM, et al. Intensity of renal support in critically ill patients with acute kidney injury. N Engl J Med. 2008; 359: 7-20.

33) Bellomo R, Cass A, Cole L, et al. Intensity of continuous renal-replacement therapy in critically ill patients. N Engl J Med. 2009; 361: 1627-1638.

34) KDIGO AKI Working Group. KDIGO Clinical Practice Guideline. 2012; 2: 1-138.

35) Hang P, et al. Effect of the intensity of continuous renal replacement therapy in patients with sepsis and acute kidney injury: a single-center randomized clinical trial. Nephrol Dial Transplant. 2012; 27: 967-973.

36) Joannes-Boyau O, et al. High-volume versus standard-volume haemofiltration for septic shock patients with acute kidney injury（IVOIRE study）: A multicentre randomized controlled trial. Intensive Care Med. 2013; 39: 1535-1546.

37) Park JT, et al. High-Dose versus conventional-dose continuous venovenous hemodiafiltration and patient and kidney survival and cytokine removal in sepsis-associated acute kidney injury: A randomized controlled trial. Am J Kidney Dis. 2016; 68: 599-608.

38) Yasuda H, et al. The lower limit of intensity to control uremia during continuous renal replacement therapy. Crit Care. 2014; 18: 539.

❹ 腎・in/outバランスのless is more

5

血液の
less is more

⌈ 海外の less is more − 推奨・根拠 ⌋

🇨🇦 カナダの Choosing Wisely（2018年）

Hb≧7 g/dL 以上で循環動態の安定した ICU 患者にルーチンに赤血球輸血してはいけない（心臓手術・整形外科手術後や、活動性の高い心血管疾患を有する患者は、8 g/dL を閾値としてもよいかもしれない）

（https://www.ualberta.ca/critical-care/media-library/documents/5-things-clinicians-and-patients-should-question.pdf）

» Hb≧7 g/dL で赤血球輸血しても、ICU 患者の生存率は向上せず、合併症の増加やコストの増加につながり、限ら

れた資源を浪費することになる。

» 輸血制限戦略は、高い輸血閾値と比較して死亡率が同
等〜低下し、脳卒中や感染症などの他の合併症も減少す
る可能性がこれまでの研究によってわかっており、適応
が明らかな患者に限って行うべきである。

🇬🇧 イギリスの Choosing Wisely （2016年）

赤血球輸血はHb＜7g/dLの場合にのみ行う。ただ血行動態が不安定であったり、活動性出血のある場合には、これよりも高い閾値で輸血を行う必要があるかもしれない

（https://www.choosingwisely.co.uk/i-am-a-clinician/
recommendations/#1476656484368-ad2ae43c-9902）

＊背景はアメリカのものを引用しており、独自の記載はない。

🇦🇺🇳🇿 オーストラリアとニュージーランドの Choosing Wisely （2016年）

貧血に対する赤血球輸血は、Hb＜7g/dLの場合、血行動態が不安定な場合、心血管や呼吸器に重大な疾患を抱えている場合に限り行う

（https://choosingwisely.org.nz/wp-content/uploads/2016/11/
CMC0003-Australian-and-New-Zealand-Intensive-Care-Society-1.pdf）

» これまでの数多くの研究よって、Hb≧7 g/dLの患者や血行動態の安定している患者に赤血球輸血をしても、効果がないか有害であることが示されているが、正確な閾値があるわけではない。

» 活動性の高い心肺疾患や神経系の損傷を受けた患者は、より高い閾値を設定する必要があるかもしれないが、そのような患者に大量輸血を行うと害があることも報告されている。

🇺🇸 アメリカの Choosing Wisely（2014年）

Hb≧7 g/dLで血行動態の安定した非出血性のICU患者には赤血球輸血をしてはいけない

（https://www.choosingwisely.org/wp-content/uploads/2015/02/
SCCM-Choosing-Wisely-List.pdf）

» ICUで行われている赤血球輸血のほとんどは、血行動態を悪化させるような急性の出血によるものではなく、良性の貧血によるものである。

» これまで研究されてきた全患者集団において、7 g/dLを閾値とした赤血球輸血は、それ以上の輸血閾値と比較して、生存率の改善、合併症の少なさ、コストの削減に関連している。

» 急性冠症候群の患者では、異なる閾値がよい可能性があ

るが、そのような場合でも積極的な輸血は有害であることが示唆されている。

ICM の less is more

赤血球輸血は制限する

（Auriemma CL, et al. Less is more in critical care is supported by evidence-based medicine. Intensive Care Med. 2019 ; 45 : 1806 -1809 より以下内容を抜粋）

» これまでの研究から赤血球の輸血制限戦略は確立されてきている。

» 重症急性上部消化管出血患者においても、輸血制限により、生存率向上、出血減少、有害事象減少が示されている。

» 心外術後患者においても、輸血制限により輸血量が大幅に減少したにもかかわらず、転帰は悪化せず、高齢者ではむしろ転帰良好であった。

「Discussion」

赤血球輸血は必要最低限―もはや常識

　海外の多くの Choosing Wisely や ICM の less is more の通

り、**循環動態が安定している場合の赤血球輸血閾値はHb**
≦7 g/dL、というのは有名なless is more管理の一つだと
思います。なお心疾患を有している場合は多少閾値を調整
する必要があります。心筋梗塞の貧血患者において、Hb≦
8 g/dLで輸血する制限群はHb≦10 g/dLで輸血する非制
限群と比較し、30日後の主要な心血管有害事象は非劣勢で
あったとするランダム化比較試験があり[1]、**心筋梗塞症例**
での赤血球輸血閾値はHb≦8 g/dLが目安となりそうで
す。また死亡リスクが中〜高程度の心臓手術患者におい
て、輸血制限群（Hb<7.5 g/dLで輸血）は、術後6か月の
時点での全死因死亡、心筋梗塞、脳卒中、透析を必要とす
る新規腎不全からなる複合転帰に関して、非輸血制限群
（ICU/術中術後はHb<9.5 g/dL、ICU以外の病棟ではHb
<8.5 g/dLで輸血）に対して非劣性であったとするランダ
ム化比較試験もあり[2]、**心臓手術症例での赤血球輸血閾値**
はHb<7.5 g/dL（「≦」ではなく）が目安となりそうです。
他にも成人ARDS症例において、Hb≦8 g/dLでの輸血は、
Hb 10 g/dLでの輸血と比較して、28日死亡率増加とは関
連しないが、人工呼吸器離脱失敗と関連している可能性が
あるという観察研究もあります[3]。死亡率は有意差がない
もののHb≦8 g/dL群では36.5％ vs Hb≦10 g/dL群では
39.5％と輸血制限群のほうが低く、死亡というハードアウ
トカムを考慮すると、人工呼吸器離脱失敗の可能性が多少

高かろうとも、現段階で輸血制限戦略を否定するものではないと考えます。やはり他病態やこれまでの報告を踏まえ、ARDSであっても赤血球輸血はless is moreとするのが無難でしょう。

　ただし、上記の輸血制限戦略は循環動態が安定していることが前提なので、重症外傷や大動脈瘤破裂など、活動性出血がある場合はその限りではなく、出血以外にも大量輸液や血小板輸血、新鮮凍結血漿の投与による希釈も考慮する必要があり、Hb 10 g/dL前後を目安として許容する場合もあります。

　なお重症患者における輸血制限戦略として、arterial-venous oxygen difference（A-V O_2 diff：表1 [4]）>3.7 mLをメルクマールに輸血すると、90日死亡率低下と関連している可能性があり、輸血メリットのある患者の評価に有用かもしれないという観察研究があります [4]。本来、貧血の臨床的影響は酸素供給量への影響であり、生理学的に非常にreasonableであるため、参考にしてみてもよいと考えます。動脈留置カテーテルと中心静脈カテーテルを留置している場合に、各々のラインからの血液をガス分析することで得られる情報のみで計算できるのは魅力ですが、A-V O_2 diffのみを評価する目的でこれら血管内デバイスを留置す

ることは勧められないのはいうまでもありません。

表1 arterial-venous oxygen difference（A-V O$_2$ diff）計算式

A-V O$_2$ diff = CaO$_2$-CcvO$_2$
＊CaO$_2$ = SaO$_2$（%）×Hb（g/dL）×1.34＋PaO$_2$×0.031
＊CcvO$_2$ = ScvO$_2$（%）×Hb（g/dL）×1.34＋PcvO$_2$×0.031

CaO$_2$：動脈血酸素含有量、CcvO$_2$：中心静脈血酸素含有量、SaO$_2$：動脈血酸素飽和度
ScvO$_2$：中心静脈血酸素飽和度、PaO$_2$：動脈血酸素分圧、PcvO$_2$：中心静脈血酸素分圧
(Fogagnolo A, et al. Using arterial-venous oxygen difference to guide red blood cell transfusion strategy. Crit Care. 2020; 24: 160より作成)

血小板輸血や新鮮凍結血漿も less is more

　上記の通り輸血制限戦略の多くは赤血球輸血であり、血小板輸血や新鮮凍結血漿に関しては議論が少ないようですが、湯水のごとく使用してよいということではもちろんありません。血液製剤である以上、限りある資源であり、コストもかかり、投与そのものが感染のリスクとなります。またアレルギー反応やTRALI（transfusion-related acute lung injury：輸血関連急性肺障害）は赤血球輸血よりも新鮮凍結血漿や血小板輸血に多いとされています[5]。他にも免疫修飾の影響も懸念されており、血小板輸血と新鮮凍結血漿の投与は、敗血症性ショックから回復している患者におけるICU-acquired infections（ICU関連感染症）のリスク因子となるという観察研究があります[6]。

以上からやはり<u>血小板輸血も新鮮凍結血漿もless is more</u>といえるでしょう。赤血球輸血と異なり、コンセンサスのある輸血閾値は明確に定まってはいませんが、一般的に、血小板輸血は、術後や外傷など活動性出血や出血リスクのある場合は5〜10万/μLを目安とし、出血リスクがなければ1万/μL程度までは経過観察可能といわれています。新鮮凍結血漿はフィブリノゲン≦150〜200 mg/dL程度を目安とすることが多いです。もちろん血小板や凝固因子が低下している原因やその低下速度によっても対応は異なるのでケースバイケースでの検討が必要です。そういった意味でも、赤血球輸血のように明確な閾値を提示することは難しいと考えます。なお赤血球輸血同様、大量出血時などはこの限りではなく、その場合は「赤血球：血小板：新鮮凍結血漿＝1：1：1」での投与を検討しましょう。

DIC治療＝現病治療、他にはない

　<u>DIC</u>（disseminated intravascular coagulation：播種性血管内凝固症候群）は名前ばかりは有名ですが、これに対する<u>治療は現病治療のみ</u>です。日本では敗血症性DICに対し、リコンビナントトロンボモジュリンを使用する場面を稀ならず目撃しますが、死亡率に影響を与えず、むしろ出血関連の有害事象が増加することがわかっています[7]。も

ちろんコストもかかり、less is moreであるべきものの一つと考えます。なおリコンビナントトロンボモジュリンは特発性肺線維症急性増悪の治療として一時期待されていたようですが、90日死亡率を改善させないとするランダム化比較試験が出ており[8]、現状リコンビナントトロンボモジュリンを積極的に使うべき病態はないと思われます。

ECMOの抗凝固管理も見直しの時代？

COVID-19によって一躍注目を浴びたVV-ECMO（veno-venous extracorporeal membrane oxygenation）ですが、その管理には抗凝固薬が必須です。日本では未分画ヘパリンを使用することが多いですが、アンチトロンビンに作用し抗凝固作用を示すため、時折採血にてアンチトロンビンを評価しつつ補充することがあると思われます。しかし、VV-ECMO管理においてアンチトロンビン製剤の補充はヘパリンの使用量も、出血/血栓の発生率も減らさないとするランダム化比較試験があり[9]、今後VV-ECMO管理でのアンチトロンビン製剤はless is moreとなる可能性があるかもしれません。

また、HIT（heparin-induced-thrombocytopenia：ヘパリン起因性血小板減少症）のないVV-ECMO管理において、

アルガトロバンは未分画ヘパリンと比較し、出血や塞栓に関して非劣勢で、技術的な合併症も同程度であり、ECMO中の血小板減少への影響が少ないともいわれています。コストはアルガトロバンのほうが高かったものの、HITの検査と輸血を考慮するとヘパリンと同程度だったとする観察研究があります[10]。ICUでの血小板低下の原因としてHITは鑑別に挙がりますが、HIT抗体は多くの病院で外注検査となっており結果がすぐ出ず、スコアリングしても否定しきれないために、結局疑わしきは罰する形でヘパリンフリーにすることも少なくありません。特にECMO管理中では、それそのものの影響でも血小板低下が起こり得るため、なお診断が難しくなります。そのため、最初からアルガトロバンを使用すればHITの懸念もなく、アンチトロンビンを介して抗凝固作用示すヘパリンよりも調整性もよいことが予想され、コストも副作用も非劣勢であれば、VV-ECMO管理のヘパリンも less is more になる時代も訪れるかもしれません。ただ、まだ標準的な戦略とし確立しているわけではなく、VA-ECMO（veno-arterial extracorporeal membrane oxygenation）では不明なため、一般的になるかは今後の動向次第となるでしょう。

参考文献

1) Ducrocq G, et al. Effect of a restrictive vs liberal blood transfusion strategy on major cardiovascular events among patients with acute myocardial infarction and anemia the REALITY randomized clinical trial. JAMA. 2021; 325: 552-560.

2) Mazer CD, et al. Six-month outcomes after restrictive or liberal transfusion for cardiac surgery. N Engl J Med. 2018; 379: 1224-1233.

3) Hunsicker O, et al. Lower versus higher hemoglobin threshold for transfusion in ARDS patients with and without ECMO. Crit Care. 2020; 24: 697.

4) Fogagnolo A, et al. Using arterial-venous oxygen difference to guide red blood cell transfusion strategy. Crit Care. 2020; 24: 160.

5) 日本集中治療医学会教育委員会, 編. 日本集中治療医学会専門医テキスト第3版. 真興交易医書出版部, 2019.

6) Péju E, et al. Impact of blood product transfusions on the risk of ICU-acquired infections in septic shock. Crit Care Med. 2021; 49: 912-922.

7) Vincent JL, et al. Effect of a recombinant human soluble thrombomodulin on mortality in patients with sepsis-associated coagulopathy the SCARLET randomized clinical trial. JAMA. 2019; 321: 1993-2002.

8) Kondoh Y, et al. Thrombomodulin alfa for acute exacerbation of idiopathic pulmonary fibrosis. A randomized, double-blind placebo-controlled trial. Am J Respir Crit Care Med. 2020; 201: 1110-1119.

9) Panigada M, et al. A randomized controlled trial of antithrombin supplementation during extracorporeal membrane oxygenation. Crit Care Med. 2020; 48: 1636-1644.

10) Fisser C, et al. Argatroban versus heparin in patients without heparin-induced thrombocytopenia during venovenous extracorporeal membrane oxygenation: A propensity-score matched study. Crit Care. 2021; 25: 160.

感染の *less is more*

POINT

▶ 適応のない侵襲的デバイスは留置しない/不要となれ
  ばすぐに抜去する！

▶ 抗菌薬のスペクトラムと投与期間は適切に！
  無駄に広域/長期投与しない！

海外の less is more－推奨・根拠

🇺🇸 アメリカの Choosing Wisely（2021年）

**明確な適応なしに、カテーテルやドレーンを留置したままに
してはいけない**

(https://www.choosingwisely.org/wp-content/uploads/2021/01/
Pediatric-Hospital-Medicine-5 things-List_Draft-2 b.pdf)

» ICU では治療やモニタリングのためにカテーテルやド
  レーンを要することが多いが、院内感染や医療安全問題
  の多くはこれらのデバイスに関連する。

» 侵襲的デバイスの必要性を評価することは日々の業務で必要不可欠であり、早期のデバイス抜去を検討することで、デバイスへの曝露を最小限にすることができる。

不要な抗菌薬を続けてはならない

» 抗菌薬適正使用の基本原則は、原因となる微生物に合わせた治療を行うことに加え、投与を効果のある最短の期間にとどめることである。

» 抗菌薬は、投与が必要であった症状が十分に治療された場合には中止すべきである。これは、抗菌薬耐性の増加が世界的なヘルスケアの課題となっている今、効果的な抗菌薬を温存するための戦略の一つである。

🇧🇷 ブラジルの Choosing Wisely (2019年)

不要な侵襲的デバイスを留置しない・そのままにしない

(https://rbti.org.br/exportar-pdf/0103-507 X-rbti-32-01-0011-en.pdf)

» 侵襲的デバイスの挿入と維持は、常に正確な基準に基づいて制限的に行わなければならず、デバイス挿入や長期使用を極力避ける必要がある。

» 侵襲的デバイスの使用は感染症と関連しており、デバイス抜去のプロトコルがないと、使用期間が長くなるとい

うエビデンスもある。

» デバイス抜去可否を毎日評価することで、血流感染が大幅に減少したとする報告もある。

不要な抗菌薬を投与しない・そのままにしない

（https://rbti.org.br/exportar-pdf/0103-507X-rbti-32-01-0011-en.pdf）

» 抗菌薬使用は、感染症患者に限定し、常に臨床基準に沿って可能な限り短期間の使用とし、最良のエビデンスに基づいて行うべきである。

» 広域抗菌薬は、培養結果が得られた時点でde-escalationするか中止すべきである。

🇦🇺🇳🇿 オーストラリアとニュージーランドの Choosing Wisely（2016年）

血管内留置ラインや尿カテーテルのようなすべての侵襲的デバイスは、極力早期に抜去する

（https://choosingwisely.org.nz/wp-content/uploads/2016/11/CMC0003-Australian-and-New-Zealand-Intensive-Care-Society-1.pdf）

» ICUでは治療モニタリングとして侵襲的デバイスを要する場面が多いが、感染の温床となる。手指衛生や機器の挿入・管理の無菌的な方法など予防的なケアバンドルに

より感染リスクは低減する。

» 院内感染を発症すると死亡率にも影響を及ぼすため、侵襲的デバイスは可能な限り早期に抜去すべきである。

毎日抗菌薬の de-escalation が可能か検討する

（https://choosingwisely.org.nz/wp-content/uploads/2016/11/CMC0003-Australian-and-New-Zealand-Intensive-Care-Society-1.pdf）

» 感染症に対し、ソースコントロールと適切な抗菌薬投与は死亡率改善につながるが、真の感染症であるか不明な段階で、「敗血症疑い」として抗菌薬が使用されることもかなり多い。

» 院内肺炎などの一般的な感染症に対する抗菌薬の投与期間を短縮しても、予後悪化や死亡率上昇を示すことはないというエビデンスが増えている。また投与期間を短くすることで、薬剤耐性菌の発生を防ぐことができる。

» 感染が続いているという微生物学的な証拠がなく、臨床状態が改善している場合には、できるだけ早い段階で抗菌薬投与の中止を検討すべきである。

ICM の less is more

重症だからといって湯水のごとく広域抗菌薬を使ってはいけない

（Kalil AC, et al. Less is more : critically ill status is not a carte blanche for unlimited antibiotic use. Intensive Care Med. 2020 ; 46 : 2075 -2078 より以下内容を抜粋）

» 自然淘汰の結果として最終的に抗菌薬の効力が弱まっていくのは避けられないが、対策を打てば急速な抗菌薬喪失を抑えられるかもしれない。

» そのために、効果的かつ短期間での抗菌薬使用、病態改善や培養陰性なら de-escalation、適切な PK/PD 理論に基づく抗菌薬投与、積極的なソースコントロールなどが必要である。

» 病原体/感受性がわかれば、抗菌薬は併用療法せずにターゲットを絞ったものを選択する。

» 不要な抗菌薬への過剰曝露による有害事象から重症患者を守り、行動するべき時がきている。その行動により、現在ベッドサイドにいる患者に利益をもたらし、深刻な抗菌薬副作用や CD（*Clostridioides difficile*）腸炎を防ぎ、未来の患者を多剤耐性菌による死亡から守ることができるだろう。

ICM の less is more

多剤耐性菌を懸念し、抗菌薬適正使用を

（da Fonseca Pestana Ribeiro JM, et al. Less empiric broad-spectrum antibiotics is more in the ICU. Intensive Care Med. 2020；46：783-786 より以下内容を抜粋）

» ICU入室患者の約71％に抗菌薬が使用されているが、その半数は不要な可能性がある。

» 重症感染症に広域抗菌薬を早期投与することで死亡リスクが低下するというのは、救急外来での観察研究によるものである。その後の研究では抗菌薬早期投与が死亡率に影響を及ぼすことは示されておらず、生物学的観点からも炎症反応を低下させる可能性はなく、投与後に一時的に悪化する可能性さえある。

» 抗菌薬による有害事象で最も懸念しなければならないのが多剤耐性菌である。De-escalationは安全に広域抗菌薬の曝露時間を減少させる手段である。抗菌薬使用に対するフィードバックやアドバイスなどに焦点を当てた抗菌薬適正使用支援は、入院期間や死亡率に悪影響を与えることなく、医療関連感染、抗菌薬処方、医療費の長期的な低減に関連している。またカルバペネムの使用減少は、多剤耐性菌発生率の減少と関連している。

» RESTモデルが効果的といわれている。（R）ules—抗菌薬使用を減らすための動機付け、（E）ducation—抗菌薬使用が不必要に過剰で、高価で、逆に安全でないことの教育、（S）ocial pressure—抗菌薬の不必要な使用は危険であるという社会的認識、（E）conomics—抗菌薬使用を減らすことによる経済的効果、（T）ools—抗菌薬の意識的な使用に関する知識を広める。

⸢ Discussion ⸥

適応のない侵襲的デバイスは留置しない/不要となればすぐに抜去

　海外の多くのChoosing Wiselyの通り、**デバイス関連の感染症を防ぐため、不要なデバイスの留置を避けることはless is moreの代表格**であり、これに関して異論はないでしょう。ICUでは特に留置の多い、中心静脈カテーテル（いわゆるCVC）や末梢動脈カテーテル（いわゆるA-line）に関しては、これらカテーテルそのものは、感染が疑われなければルーチンでの交換は今のところ推奨されていませんが[1]、CVC/A-lineの点滴セットの7日間交換は4日間交換

と比べて安全で、結果としてコストと作業負荷が削減される、というランダム化比較試験があります[2]。各施設で多少の違いはあれども、今のところ72〜96時間での点滴セット交換が多いかと思いますが、日本のガイドライン[1]では「CVCでは週1〜2回定期的に交換し、A-lineでは96時間以内に交換する必要はない」という記載になっています。

　上記報告を踏まえ、今後は点滴セット交換も less is more で週1回交換が主流となってくるかもしれません。ちなみに今のところ、脂肪製剤や血液製剤の使用ラインは24時間以内の交換、プロポフォール使用ラインは12時間以内の交換が推奨されているので[1]、使用薬剤によっては頻回交換が必要です。

　また末梢静脈カテーテルは、昔は静脈炎予防に72〜96時間以内の交換が推奨されていましたが、今は「カテーテルそのものの入れ替えは必要時でよく（ルーチン交換は不要）、点滴ラインもそれに伴い交換すればよい」とされています[1]。併せて、「静脈炎予防にはカテーテル外径が細いほど静脈炎発生頻度が低い」という報告があり[3,4]、静脈炎を起こしやすい薬剤を投与する際には、より細径の留置針の使用を考慮してもよいと考えます。

尿道留置カテーテルに関しても、定期交換で細菌尿の頻度を下げるという報告はないため、閉塞や感染がなければ定期交換はしなくてもよいとされています[1]。これに関しても less is more といえるでしょう。

抗菌薬の投与期間は適切に・無駄に長期投与しない

　ICUに限った話ではありませんが、多剤耐性菌はヘルスケアにおいて重大な問題で、抗菌薬適正使用の重要性が説かれて久しいです。海外のChoosing WiselyでもICMのless is moreでもほぼ同様のことが述べられています。

　それを反映し、昨今は抗菌薬投与期間が短縮されていく傾向にあります。American College of Physicians（ACP）からは、一般的な感染症における抗菌薬短期投与の推奨として、市中肺炎やCOPD急性増悪では5日間、非化膿性蜂窩織炎では5日間、合併症のない腎盂腎炎ではキノロン系5日間やST合剤14日間などを提案しています[5]。

　他にも、非重症系病棟に入院した中等症市中肺炎に対し、臨床的安定のクライテリア（体温≦37.8℃、HR≦100、RR≦24、SaO_2≧90％、sBP≧90、意識正常）を満たしている場合、β-ラクタム系抗菌薬3日間投与は、同抗菌薬8日間投与

に比べて非劣勢だったというランダム化比較試験や[6]、デブリードマン後の糖尿病性足骨髄炎の治療期間として、3週間の短期治療は、従来の6週間治療と比べて寛解や有害事象の発生率において非劣勢だったというランダム化比較試験[7]、合併症のない緑膿菌菌血症の治療期間に関して、9日間の短期治療は16日間の長期治療と同等の再発率と死亡率だったというランダム化比較試験[8]など、ここ最近で治療期間短縮を後押しする報告が続いています。

　NEJM Journal Watchでは、前述のACPの提案を受け、「一般的な非複雑性感染症の抗菌薬投与期間が短縮することは、長期的には患者に利益をもたらし、薬の副作用とコストを削減する可能性がある」とコメントしており、**抗菌薬投与期間もless is more**といえます。

　ただ、これまで報告されてきた**抗菌薬投与期間短縮戦略は、どれもバイタル安定で合併症がなく、ソースコントロールもできていて、治療経過が良好であることが前提**です。すなわち、**ICUに入室するような感染症、あるいはICU入室中に発症した感染症などでは、投与期間短縮の有効性は不明**といわざるを得ません。目の前の患者が短期の投与期間で効果を得られるかどうかを選別する必要があります。中途半端な投与期間は、原疾患を治療しきれずに再燃

させたり、その結果投与期間が延び、逆に耐性菌を増やす温床になったりもします。

　なお、経過がよければ抗菌薬治療期間をすべて静注で完遂する必要はありません。一般的なところでは、血流感染のない尿路感染症や皮膚軟部組織感染症、膿瘍病態などは、臨床経過がよければ内服抗菌薬にスイッチ可能です。他にも、グラム陽性球菌による左心系感染性心内膜炎の治療において、最低10日間抗菌薬静注後、状態が安定していたら内服にスイッチし治療期間を完遂する戦略は、治療期間すべてを静注で治療するのと比べて非劣性だったというランダム化比較試験や[9]、骨/関節感染症において、6週間の抗菌薬治療を内服で行っても静注と比べて非劣性だったというランダム化比較試験[10]もあり、これまで静注加療が主流であった病態に関しても内服加療の有効性が示唆されています。

　ただし、これに関しても臨床経過が良好であることが前提で、重症病態や抗菌薬移行性の悪い中枢病変、多くの血流感染などは未だ静注抗菌薬による治療完遂が基本となります。また、内服抗菌薬もbioavailability（生物学的利用率）のよいものでなければなりません。間違ってもいわゆる「DU薬」といわれる第三世代セフェムの内服薬を処方して

はいけません（知らない方は調べてみてください）。

抗菌薬のスペクトラムは適切に・無駄に広域にしない

　広域抗菌薬使用ついても上記投与期間同様、多剤耐性菌対策の重要な柱です。**感染症診療の原則は、外来でも一般病棟でもICUでも変わらず、感染臓器・想定微生物・宿主状況の三本柱を意識する必要**があります。

　ICUでは「重症である」という宿主状況にだけ焦点が当てられ、「スペクトラムを外してはいけない」、「できるだけ早く投与する」ということに意識が向き、広域抗菌薬使用の閾値がかなり低くなっているように感じます。感染臓器・想定微生物の検討なしに抗菌薬選択はできません。培養結果などは即座に結果が出る検査ではないため、その場で確定診断には至らないケースも多いですが、暫定的に病態を想定して抗菌薬を選択/投与しないと、何をメルクマールにどのくらいの治療期間を設ければよいかわからず、漫然と広域抗菌薬を投与し続けることになります。

　ICMのless is moreにあるように、抗菌薬投与をできるだけ早く行うことのメリットは議論のあるところで、感染臓器と想定微生物をないがしろにしてまで、 1秒でも早くメ

ロペネムを投与することは正当化されません。しっかりと病態を想定して抗菌薬を選択し投与することのほうがメリットは大きいと思われます。

　また、起因菌に感受性のある抗菌薬で加療中に、すんなりと熱や採血上の炎症反応が下がらないという理由で耐性菌の関与を疑い、広域抗菌薬にスイッチする場面も少なくないようですが、当初感受性のあった微生物が、短期間で耐性を獲得する、というのは比較的稀な現象です。それよりもソースコントロールが必要だったり、原疾患の自然経過だったり（腎盂腎炎であれば72時間以内での解熱傾向があれば自然経過であり、1〜2日で解熱しないことで抗菌薬が効いていないとはいえない）、というほうが圧倒的に多いものです（ 表1 ）。臓器特異的パラメータやバイタルサインなどが安定傾向にあれば、慌てない姿勢が肝要です。

①膿瘍や異物はドレナージされているか？
②スペクトラムは正しいか？ →ウイルス感染ではないか？　真菌感染はないか？　2 種類以上の複合感染の場合は嫌気性菌（特に下部消化管穿孔における *Bacteroides* 属）の関与はないか？
③投与量/投与経路は正しいか？
④抗菌薬の臓器移行性は正しいか？
⑤免疫ステータスは？ →免疫不全者は回復に時間を要する場合がある
⑥耐性菌の関与は？ →治療経過中に短期間で耐性を獲得するものは AmpC 過剰産生以外にほぼない
⑦診断は正しいか？　非感染性疾患やその他の原因は？

　培養以外の検査で抗菌薬のdefinitive treatmentを検討できるものもあります。尿中肺炎球菌抗原陽性例は陰性例に比べて、耐性肺炎球菌の割合は低いものの（5.2％ vs. 6.8％、p＜0.05）、多くが抗菌薬のde-escalationはされておらず、尿中肺炎球菌抗原陽性に対し狭域抗菌薬使うことで抗菌薬適正使用につながるかもしれないという観察研究があります[11]。肺炎球菌に対するペニシリンのMICは、髄膜炎と、肺炎などの非髄膜炎ではブレイクポイントが異なり（**表2**）[12]、肺炎など非髄膜炎でPRSP（penicillin resistant streptococcus pneumoniae：ペニシリン耐性肺炎球菌）となることは稀なため[12]、尿中抗原とグラム染色の所見と併せれば、自信を持ってペニシリンで闘える可能性が

高いといえます。

表2 肺炎球菌に対するペニシリンの MIC（mcg/mL）

	Susceptible	Intermediate	Resistant
髄膜炎	0.06	0.12～1.0	≧2
非髄膜炎	2	4	8

（The Johns Hopkins POC-IT ABX Guide（The Johns Hopkins University）. The Unbound Platform, 2020より作成）

　昨今、血清プロカルシトニン値が抗菌薬中止の参考材料となり得ることが示唆されていますが[13]、感染性肺炎の原因が細菌性かウイルス性かを区別するためのプロカルシトニン測定は、感度0.55／特異度0.76で有用でないというメタアナリシスや[14]、敗血症の診断においてプロカルシトニン測定は感度0.79／特異度0.78程度であるというメタアナリシスがあり[15]、その診断能に関しては議論の余地があります。

　そもそもプロカルシトニンは熱傷や外傷、術後など、非感染性病態でも上昇することが知られており、CRPと近い立ち位置のものだと認識したほうがよく、単独での評価は困難です。また、仮にプロカルシトニン上昇が細菌感染症を示唆したとしても、どこの臓器にどのような微生物が関与しているかという抗菌薬選択に有効な情報は得られません。現時点（2021年11月）でのプロカルシトニン測定の

6
感染の less is more

保険点数は292点であり、臨床的に有用性が低く、コストや検査の手間も考えると、**プロカルシトニン測定はless is moreといえるかも**しれません。

　プロカルシトニンと似たような立ち位置の検査として β-dグルカンがあります。「真菌感染のスクリーニングのために」と提出されるところをよく目にしますが、プロカルシトニン同様、感染臓器と微生物に関する情報は得られません。また、クリプトコッカスやムコールは陽性にならないことが知られています（血液疾患や移植関連、強い免疫不全などがなければ一般的にはお目にかかりませんが）。さらに、大豆蛋白を含有する栄養/製剤を使用することで偽陽性になり得るため、ICUでよく使用するプロポフォールで鎮静されている症例では参考になりません。

　他にも、クラブラン酸やタゾバクタムのようなβ-ラクタマーゼ阻害薬、透析膜（セルロース膜）、ビフィドバクテリウム属の腸管内定着（いわゆるビフィズス菌）、血液製剤（アルブミン、グロブリン）、溶血、高γ-グロブリン血症、アクロモバクター感染（昔でいうアルカリジェネス）などでも偽陽性になり得るので、留意が必要です。

　ICU含め、院内感染で遭遇する真菌感染症としてはカン

ジダ属が多いですが、β-dグルカンのカットオフ値を30pg/mLとすると、侵襲性カンジダ症に対し陽性的中率70％/陰性的中率98％であったとする観察研究があり[16]、β-dグルカン陰性であれば侵襲性カンジダ症の可能性は低いといえるかもしれません。

　なお、ICU入室症例や気管挿管症例では、痰培養からカンジダ属が検出されることは稀ではありませんが、多くは保菌であり、カンジダ属の経気管支的な肺炎は一般的には起こり得ないといわれています。4日間以上の人工呼吸管理下にある多臓器不全患者において、免疫不全があってもカンジダ属の気管内保菌は細菌性VAP（ventilator-associated pneumonia；人工呼吸器関連肺炎）とは関連しないという観察研究もあり[17]、**痰からのカンジダ属への抗真菌薬はless is more**です。

　またカンジダ属を保菌している敗血症＋多臓器不全症例に対しての経験的なミカファンギンの投与は、生存率を改善させないというランダム化比較試験もあり[18]、**重症だからという理由だけで盲目的にカンジダ属をカバーすることもless is more**と考えます。

　同様に、ICU症例や気管挿管症例では*S. maltophilia*の気

道保菌も少なくありません。有効な抗菌薬加療をしても*S. maltophilia*肺炎の死亡率に影響を与えないという観察研究がありますが[19]、それはすなわち痰培養における*S. maltophilia*の多くが肺炎の起因菌となっていないという裏返しでもあります。もちろん、臨床的に肺炎が疑われる材料があればその限りではありませんが、そうでなければ抗菌薬適正使用の観点から治療介入はless is moreといえそうです。

不必要な抗菌薬併用療法は行わない

かつて抗菌薬併用療法を行うことも少なくなかった緑膿菌感染症ですが、緑膿菌菌血症のdefinitive treatmentとして、セフタジジム、ピペラシリン-タゾバクタム、カルバペネム系のそれぞれの単剤療法は、死亡率、臨床的・微生物学的アウトカムや有害事象に有意差がなく、カルバペネム系で治療された後の症例では耐性緑膿菌が高率であったとする観察研究があります[20]。

筆者らはdefinitive treatmentであればカルバペネム系を温存するレジメンが一般的なので、感受性が高い場合はセフタジジムかピペラシリン-タゾバクタムを使用するのがよいとしています。セフタジジムは、抗緑膿菌抗菌薬の中では最も

緑膿菌に耐性を示しにくいといわれており、**感受性のよい緑膿菌であればセフタジジムを第一選択**にするのがよいと考えます。

　なおエンピリックに抗緑膿菌 β-ラクタムを使用する際、ピペラシリン-タゾバクタムはAKIリスクを増加させ、バンコマイシン併用によって腎機能がさらに悪化する可能性があり、セフェピムとメロペネムはピペラシリン-タゾバクタムと比べてCDIリスクを増加させる可能性があるとう観察研究があり[21]、リスクのメリットデメリットを加味した抗菌薬選択が必要です。

　同様に、かつて敗血症性ショックなど重症感染症に対し、スペクトラムを外さないよう、培養結果が出るまでアミノグリコシド系抗菌薬の短期併用を行うこともありましたが、敗血症患者における短期間の経験的ゲンタマイシン使用は、腎不全発症率増加と関連しており、ショックの早期離脱や生存率改善とは関連しなかったとする観察研究があり[22]、ルーチンでの併用は勧められないと思われます。

　またMRSA菌血症ではシナジーを期待した抗菌薬併用療法が研究されていますが、ダプトマイシン＋ホスホマイシン vs. ダプトマイシン単剤[23]、バンコマイシンorダプトマ

イシン＋抗黄色ブドウ球菌用 β-ラクタム vs. バンコマイシンor ダプトマイシン単剤[24]で有効性は示されておらず、逆に薬剤による有害事象も示唆されており、現段階では less is more でシンプルに単剤治療を行うのが無難と考えます。なお、MSSA 菌血症でも β-ラクタム＋ダプトマイシン vs. β-ラクタム単剤の有効性は示されておらず[25]、MRSA 菌血症同様の考え方で問題ないと考えます。

　以上から、抗菌薬は感染臓器・想定微生物に対してシンプルに選択すればよく、ICM の less is more の記載通り、病原体/感受性がわかれば、なおさら抗菌薬併用は不要といえます。

抗菌薬投与量は less is more、ではない

　抗菌薬の投与量不足は治療失敗につながるだけでなく、中途半端な投与量は耐性菌を誘導しやすいため、厳に慎まなければなりません。腎代替療法を受けている重症患者において、抗菌薬投与レジメンや腎代替療法の処方量、推定腎クリアランスは著しく変化するため、結果として多くの患者で抗菌薬血中濃度が多様に変化し、治療目標に達成しないという観察研究もあり[26]、注意を要します。

また、重症患者では薬剤分布面積や血中アルブミンの変化などのほかに、augmented renal clearance（ARC）という現象が起こり、薬物の血中濃度上昇が得られにくいことが多くあります。HAP/VAPにおいてARCを考慮し、保険適応量よりも高用量でのβ-ラクタム系抗菌薬を使用することは、安全かつ治療失敗や再発を減らすかもしれないという観察研究がありますが[27]、バンコマイシンなどトラフ値を測ることが一般的な抗菌薬であれば、それをモニタリングし調整できるものの、β-ラクタム系抗菌薬などは血中濃度を測ることは一般的とはいえず、有効に抗菌薬投与を行うのはなかなか難しいところであり、今後の課題といえます。

　そのような背景もあり、β-ラクタム系抗菌薬では持続ないし長時間投与の有効性が期待されています。また、バンコマイシンでも、持続静注（血中濃度20〜25 mg/Lを目標として用量調整）は間欠投与に比べて、全死亡率には影響を与えないものの、AKIを減少させ、薬物動態の目標達成が得られやすくなるというメタアナリシスがあり[28]、良い選択肢となりそうです。

本当にペニシリンアレルギー？

　ペニシリンアレルギーだからということで、キノロン系抗菌薬を使ったり、不必要に広域な抗菌薬が選択されてしまったりする場面を少なからず目にします。しかし実際は、IgEやTcellを介したペニシリン過敏症は5％未満しかなく、しかもIgEを介したペニシリンアレルギーは時間とともに減少し、患者の80％は10年後にはアレルギー耐性ができ、またアモキシシリン内服による重度のアナフィラキシー反応は稀で、ペニシリンとセファロスポリンとの交差反応は約2％しか起こらないとされています。

　アナフィラキシー歴がある、ペニシリンの皮膚試験陽性、ペニシリンで再発反応があった、複数のβ-ラクタム薬で過敏症症状を起こしたことがある、などがアレルギーの高リスクで、消化器症状のような孤発性の非アレルギー症状、発疹のない痒みだけの症状、ペニシリンアレルギーの家族歴のみ、などは低リスクとされています[29]。

　真の高リスクであればもちろんペニシリンを避けなければなりませんが、抗菌薬適正使用の面からもしっかりとした見極めが大事になってきます。

参考文献

1) 国公立大学附属病院感染対策協議会, 編. 病院感染対策ガイドライン2018年版. じほう, 2018.
2) Rickard CM, et al. Effect of infusion set replacement intervals on catheter-related bloodstream infections (RSVP) : a randomised, controlled, equivalence (central venous access device) -non-inferiority (peripheral arterial catheter) trial. Lancet. 2021; 397: 1447-1458.
3) Kohlhardt SR, et al. Fine bore silicone catheters for peripheral intravenous nutrition in adults. BMJ. 1989; 299: 1380-1381.
4) Madan M, et al. Influence of catheter type on occurrence of thrombophlebitis during peripheral intravenous nutrition. Lancet. 1992; 339: 101-103.
5) Lee RA, et al. Appropriate use of short-course antibiotics in common infections: Best practice advice from the American college of physicians. Ann Intern Med. 2021; 174: 822-827.
6) Dinh A, et al. Discontinuing β-lactam treatment after 3 days for patients with community-acquired pneumonia in non-critical care wards (PTC) : a double-blind, randomised, placebo-controlled, non-inferiority trial. Lancet. 2021; 397: 1195-1203.
7) Gariani K, et al. Three weeks versus six weeks of antibiotic therapy for diabetic foot osteomyelitis: A prospective, randomized, noninferiority pilot trial. Clin Infect Dis. 2020; ciaa1758.
8) Fabre V, et al. Antibiotic therapy for Pseudomonas aeruginosa bloodstream infections: How long is long enough?. Clin Infect Dis. 2019; 69: 2011-2014.
9) Iversen K, et al. Partial oral versus intravenous antibiotic treatment of endocarditis. N Engl J Med. 2019; 380: 415-424.
10) Li HK, et al. Oral versus intravenous antibiotics for bone and joint infection. N Engl J Med. 2019; 380: 425-436.
11) Schimmel J, et al. Pneumococcal urinary antigen testing in United States hospitals: A missed opportunity for antimicrobial stewardship. Clin Infect Dis. 2020; 71: 1427-1434.
12) The Johns Hopkins POC-IT ABX Guide (The Johns Hopkins University) . The Unbound Platform, 2020.
13) Huang HB, et al. Procalcitonin-guided antibiotic therapy in intensive care unit patients: a systematic review and meta-analysis. Ann Intensive Care. 2017; 7: 114.
14) Kamat IS, et al. Procalcitonin to distinguish viral from bacterial pneumonia: A systematic review and meta-analysis. Clin Infect Dis. 2020; 70: 538-542.
15) Liu Y, et al. Biomarkers for diagnosis of sepsis in patients with systemic inflammatory response syndrome: A systematic review and meta-analysis. Springerplus. 2016; 5: 2091.
16) Obayashi T, et al. Reappraisal of the serum (1->3) -beta-D-glucan assay for the diagnosis of invasive fungal infections--a study based on autopsy cases from 6 years. Clin Infect Dis. 2008; 46: 1864-1870.
17) Timsit JF, et al. Impact of bronchial colonization with Candida spp. on the risk of bacterial ventilator-associated pneumonia in the ICU: The FUNGIBACT prospective cohort study. Intensive Care Med. 2019; 45: 834-843.
18) Timsit JF, et al. Empirical micafungin treatment and survival without invasive fungal infection in adults with ICU-acquired sepsis, Candida colonization, and multiple organ failure: The EMPIRICUS randomized clinical trial. JAMA. 2016; 316: 1555-1564.
19) Guerci P, et al. Outcomes of Stenotrophomonas maltophilia hospital-acquired pneumonia in intensive care unit: a nationwide retrospective study. Crit Care. 2019; 23: 371.
20) Babich T, et al. Ceftazidime, carbapenems, or piperacillin-tazobactam as single definitive therapy for Pseudomonas aeruginosa bloodstream infection: A multisite retrospective study. Clin Infect Dis. 2020; 70: 2270-2280.

❻ 感染の less is more

21) Lee JD, et al. Risk of acute kidney injury and Clostridioides difficile infection with piperacillin/tazobactam, cefepime, and meropenem with or without vancomycin. Clin Infect Dis. 2020; ciaa1902.

22) Ong DSY, et al. Short-course adjunctive gentamicin as empirical therapy in patients with severe sepsis and septic shock: A prospective observational cohort study. Clin Infect Dis. 2017; 64: 1731-1736.

23) Pujol M, et al. Daptomycin plus fosfomycin versus daptomycin alone for methicillin-resistant Staphylococcus aureus bacteremia and endocarditis: A randomized clinical trial. Clin Infect Dis. 2021; 72: 1517-1525.

24) Tong SYC, et al. Effect of vancomycin or daptomycin with vs without an antistaphylococcal β-Lactam on mortality, bacteremia, relapse, or treatment failure in patients with MRSA bacteremia a randomized clinical trial. JAMA. 2020; 323: 527-537.

25) Grillo S, et al. Impact of β-Lactam and daptomycin combination therapy on clinical outcomes in methicillin-susceptible staphylococcus aureus bacteremia: A propensity score–matched analysis. Clin Infect Dis. 2019; 69: 1480-1488.

26) Roberts JA, et al. The effect of renal replacement therapy and antibiotic dose on antibiotic concentrations in critically ill patients: Data from the multinational sampling antibiotics in renal replacement therapy study. Clin Infect Dis. 2021; 72: 1369-1378.

27) Carrié C, et al. Increased β-Lactams dosing regimens improve clinical outcome in critically ill patients with augmented renal clearance treated for a first episode of hospital or ventilator-acquired pneumonia: a before and after study. Crit Care. 2019; 23: 379.

28) Flannery AH, et al. Continuous versus intermittent infusion of vancomycin and the risk of acute kidney injury in critically ill adults: A systematic review and meta-analysis. Crit Care Med. 2020; 48: 912-918.

29) Shenoy ES, et al. Evaluation and management of penicillin allergy a review. JAMA. 2019; 321: 188-199.

7

栄養・予防の
less is more

POINT

▶ 栄養は早期にfull feedingを目指さず、内因性エネル
ギーや腸管忍容性を確認しつつ漸増！

▶ 血糖140 ～ 180 mg/dL目標はもはや常識！　低血糖
は確実に避ける！

▶ ストレス潰瘍予防やDVT予防は適応を検討し、無駄
に継続しない！

[海外の less is more － 推奨・根拠]

🇺🇸 アメリカの Choosing Wisely（2014年）

栄養状態が良好な重症患者に対し、ICU入室後7日間は非経
口栄養を使用しない

(https://www.choosingwisely.org/wp-content/uploads/2021 /01 /
Pediatric-Hospital-Medicine-5 things-List_Draft-2 b.pdf)

» ICU入室前に十分な栄養状態にあった患者に対し、ICU

入室後 7 日以内に非経口栄養を開始しても、生存率や ICU 滞在期間においてメリットがなく、むしろ有害である可能性があり、早期の非経口栄養は不要なコストを伴う。

» 一方で、ICU 入室直前に重度の栄養失調に陥っていた患者には、早期の非経口栄養補給が有益である可能性がある。

ICM の less is more

栄養は多ければよいというわけではない

(Auriemma CL, et al. Less is more in critical care is supported by evidence-based medicine. Intensive Care Med. 2019; 45: 1806-1809 より以下内容を抜粋)

» 重症患者の栄養失調がもたらす悪影響を懸念し、カロリー摂取量は単純に「多ければ多いほどよい」と考えられがちだが、そのような積極的な戦略が有益であることは証明されていない。

» カロリー摂取量を補うための非経口栄養を遅らせることは、ICU 滞在期間の短縮、ICU 感染症の減少、医療費の削減など多くのメリットと関連している。

» 人工呼吸管理下の患者に対し、エネルギーの高い経腸栄養法と通常の経腸栄養法を比較した試験において、前者は死亡率改善を示せず、腸管不耐性と高血糖がみられた。

ICMの less is more

重症患者は飢えているが、空腹ではない

（Arabi YM, et al. Less is more in nutrition: critically ill patients are starving but not hungry. Intensive Care Med. 2019; 45: 1629-1631 より以下内容を抜粋）

» 早期経腸栄養は、主に腸管粘膜への作用や蛋白異化の軽減に関連しており、ICU死亡率低下に重要である。一方でエネルギー消費を完全にカバーするために栄養を供給することは有害であることが示唆されている。これは、病原体や損傷した蛋白質などの除去に重要な役割を果たしているオートファジーの抑制や、エネルギー摂取増加による血糖上昇と、それに伴う消化器系合併症や感染症発生の増加による影響である。完全な飢餓と過剰摂取の両方による害を最小限に抑えるため、現段階では24〜48時間以内に低用量で栄養摂取を開始し、段階的に増加させる必要がある。

» 早期静脈栄養は、ICU入室1週間後からの静脈栄養と比較して、回復遅延、ICU生存率低下、腎疾患/感染症の合併増加と関連することが示唆されている。早期静脈栄養は、オートファジーが最も必要とされる病初期においてその作用を抑制すること、急性期には内因性エネルギー産生が高く、外因性にカロリーを供給すると過栄養にな

り、その悪影響が出てしまうこと、などが原因として考えられている。

» 一方、病初期後に栄養サポートを強化すると、組織修復に必要な主要栄養素を補給でき回復に役立つ可能性があるが、蛋白異化から同化への移行点は患者間で異なる可能性が高く、参考となるマーカーもない。同化修復過程へ移行したと判断すれば蛋白質とエネルギーを増やす必要がある。

» 病態別に特定の栄養介入を行うことでメリットのある患者群は今のところ存在せず、早期の完全栄養摂取のメリットはどの患者群においても証明されていない。

Discussion

栄養は急性期は less is more、回復してきたら十分に

Choosing Wisely や ICM の less is more の記載通り、侵襲急性期は内因性エネルギーの兼ね合いにより、外因性エネルギーによる過栄養に伴う有害事象が懸念されるため、現時点では<u>ICU 入室当初のカロリー投与は less is more が無難</u>と思われます。ただ侵襲急性期に栄養を投与してはいけないわけではなく、早期経腸栄養開始で死亡・感染リスクを低下することがわかっており、欧米[1,2]や日本[3]のガイ

ドラインでも**ICU入室後24〜48時間以内での経腸栄養開始を推奨**しています。投与の実際としては、先の各国のガイドライン[1-3]を参考にすると、**10〜20 kcal/時程度の持続投与から開始し、1週間前後で8割以上のカロリー投与を目指すのが一般的**でしょう。

　また前述の通り、**病前の栄養状態に問題のない場合は早期の経静脈的な栄養負荷は推奨されない**ので、これに関してもless is moreといえますが、1週間後における経腸栄養の目標カロリーが60％程度にも満たない場合は静脈栄養併用も検討されます。また **表1** [4]などから栄養状態が不良と評価される場合は、refeeding syndromeに留意しながら静脈栄養も併用しつつ早期に栄養を確立することが望まれます[1-3]。目標カロリーに関しては間接熱量計を用いることがゴールドスタンダードとされますが、広く普及している機器でなく一般的ではないため、多少の誤差はあるものの、現状は25 〜 30 kcal/kg/日の簡易式を用いることを許容しています[3]。またカロリーに関しては侵襲急性期はless is moreですが、前述の通り、蛋白は異化の影響も加味し1.2〜2.0 g/kg/日を目標に十分量投与することが理想です[1-3]。なおアルギニンやグルタミン、ω-3脂肪酸など免疫調整栄養剤のルーチン使用は推奨されておらず、これらはless is moreです。

❼
栄養・予防のless is more

表1 NUTRIC（NUTrition Risk in the Critically ill）score

項目	基準	点数
年齢（歳）	<50	1
	50〜70	2
	75 ≦	3
APACH2（点）	<15	0
	15〜19	1
	20〜27	2
	28 ≦	3
SOFA（点）	<6	0
	6〜9	1
	10 ≦	2
合併症数	0〜1	0
	2 ≦	1
入院〜ICU入室までの日数	0	0
	1 ≦	1
IL-6	0〜399	0
	400 ≦	1

合計点数	リスク	
6〜10	高	死亡率や人工呼吸期間などの予後悪化と関連 積極的栄養療法が有用である可能性が高い
0〜5	低	栄養障害リスクは低い

＊IL-6が未測定の場合、下表を用いる

合計点数	リスク	
5〜9	高	死亡率や人工呼吸期間などの予後悪化と関連 積極的栄養療法が有用である可能性が高い
0〜4	低	栄養障害リスクは低い

（日本集中治療医学会, 他編. 日本版敗血症診療ガイドライン2020. 真興交易医書出版部, 2021を翻訳し作成）

他に栄養に関して留意すべきこととしては、AKIや CRRTの場合に蛋白制限は不要であること、ショック症例 であっても循環が安定傾向で昇圧薬使用量がpeak outして きていれば栄養投与は可能であることが挙げられます。ま た、筋弛緩薬使用中であっても経腸栄養投与は行うことが でき、院内肺炎を増加させることなく院内死亡率低下と関 連していたという観察研究もあります[5]。投与法に関して も、投与量を基準とした栄養投与は、投与速度を基準とし た栄養投与よりも必要カロリー量や必要蛋白量の供給に有 利で、さらに蛋白量の増加によって抜管率を改善する可能 性があるという観察研究もあります[6]。状態が安定すれば 一般病棟への転棟なども見越して、最終的に用量ベースで 栄養調整することが多いと思いますが、挿管管理中の急性 期においても、栄養開始時は速度ベースで開始しつつも、 用量を意識した栄養プランニングが重要であるといえます。

　またICU成人症例へのプロバイオティクスの早期かつ持 続的なルーチン投与は、安全ではあるものの予後改善とは 関連しないというランダム化比較試験や[7]、重症膵炎にお いては死亡率を上昇させるランダム化比較試験もあること から[8]、**プロバイオティクスのルーチン使用は推奨され ず、病態によっては慎重な判断が求められ、現時点では less is more**と考えます。

血糖140〜180 mg/dL 目標はもはやICUの常識

　重症患者では身体侵襲の程度が大きいため、コルチゾールやグルカゴンなどのストレスホルモンの上昇やインスリン抵抗性の増加により、元々糖尿病の既往がない場合でも血糖が上昇することが多いです。これまでの研究から、高血糖は免疫能の低下などから予後悪化と関連することが知られていますが、タイトな血糖管理によって低血糖リスクや死亡リスクが上昇することが示されています。それらを踏まえ、国内外の各種ガイドライン[4,9-12]では、総じて**140〜180 mg/dLを目安にコントロールすることが推奨されており、タイトな血糖管理はless is more**といえます。またこの目標値は病態に問わず目指すべき数値となります。

　なお血糖管理において、**血糖の乱高下が予後悪化とつながる可能性もあることから、スライディングスケール単独での管理は推奨されません**。少なくとも持効型インスリンの併用が望まれますが、急性期ではヒューマリン®Rのような速攻型インスリンの持続静注によるコントロールが無難と考えます[11]。ちなみに、ICUにおける急性期血糖管理以外でインスリン持続静注を行う疾患としてDKA（diabetic ketoacidosis：糖尿病性ケトアシドーシス）やHHS（hyperosmolar hyperglycemic syndrome：高浸透圧高血糖症候

群）があり、教科書的には時に治療初期にインスリンボーラス投与を行うというような記載もあります。それに対し、インスリンボーラス投与して急速に血糖正常化を目指す管理よりも、ボーラス投与せずに段階的にインスリンを調整して血糖変動や低血糖を避ける管理を行うほうが入院日数やICU滞在期間が改善したという観察研究があります[13]。インスリンボーラス投与による急な血糖変動のほか、細胞内シフトによる血中のカリウムやリンの急な低下も懸念されますし、**ルーチンでの治療初期のインスリンボーラス投与はless is moreの一つとなるかも**しれません。

　また、昨今の糖尿病治療において徐々に存在感が増しているSGLT2阻害薬ですが、内服患者の増加も相まって、**SGLT2阻害薬内服に伴う血糖正常DKA**を目にすることも稀ではありません[14]。緊急入院で当日も内服している場合はもちろん、予定手術症例においても、意識されないまま術当日も内服していることもあり注意が必要です。自験例ですが、心臓外科術後患者が吐き気など消化器症状＋血糖200 mg/dL程度の代謝性アシドーシスを呈し、主科から術前〜術後に中止されることなくSGLT2阻害薬が処方継続され、内服していたことがわかり、DKAとして対応を要した症例がありました。インスリン加療で病状は改善し、外注検査でβヒドロキシ酪酸もしっかりと上昇していまし

❼
栄養・予防のless is more

た。当時はまだSGLT2阻害薬が市場に出回ったばかりで、院内の術前中止薬リストに記載されていなかったため、この件をきっかけにリストアップに至りました。「血糖値は正常だけれど何かおかしい」と感じる糖尿病患者には常に鑑別に挙げるよう心がけが必要です。

ストレス潰瘍予防は適応を評価し、漫然と続けない

　ICUにおける合併症の予防として、ストレス潰瘍予防はほぼルーチンとして介入することが多いと思います。ただ「ICUだから……」というだけで行うのは賢明ではありません。重症患者への消化管出血予防のガイドライン[15]では<u>高リスク症例（出血リスク≧4％、 表2 [15] 参照）に対し制酸薬の使用が提案</u>されています。使用薬剤としては<u>第一選択がPPI</u>、第二選択がH2阻害薬となっており、スクラルファートは推奨されていません。制酸薬の投与法や投与期間、用量などは特にプロトコールは決まっておらず、内服と静注でどちらが優れているというエビデンスもありません。循環が安定していて内服吸収が見込めるなら、内服での投与でも問題ないでしょう。ただ<u>無意味な長期投与は、薬剤の有害事象やコストにも影響を及ぼすため、病状が軽快し出血リスクが低くなれば、less is moreで随時中止を検討することが望まれます。</u> 表2 [15] の通り、例えば敗血

症性ショック＋ARDSでICU入室直後の症例では出血リスクは高いと評価でき、PPIの投与は妥当と考えますが、全体像が安定しショック離脱・抜管まで辿り着き、一般病棟へ退室可能な状態となっている頃には、ストレス潰瘍予防は終了できることがわかると思います。

表2 消化管出血リスク評価

最高リスク (8〜10%)	経腸栄養未投与下での機械的人工呼吸管理
	慢性肝疾患 （門脈圧亢進症、生検やCT/エコーで診断された肝硬変、静脈瘤出血の既往、肝性脳症のうち1つ以上を満たす）
高リスク (4〜8%)	凝固障害 （血小板<5万/μL、INR>1.5、プロトロンビン時間>20秒のうち1つ以上を満たす）
	中等度リスクのうち2つ以上を満たす
中等度リスク (2〜4%)	経腸栄養投与下での機械的人工呼吸管理
	AKI
	敗血症
	ショック （昇圧薬や強心薬の持続静注、収縮期血圧<90 mmHg、平均動脈圧<70 mmHg、血中乳酸値≧4 mmol/L のうち1つ以上を満たす）
低リスク (1〜2%)	リスク因子のない重症患者
	急性肝不全
	ステロイドや免疫抑制剤の使用
	抗凝固薬の使用 （ワーファリン、DOAC*、治療量のヘパリン、静注直接トロンビン阻害薬、ADP受容体拮抗薬、その他類似薬）
	悪性腫瘍
	男性

＊Direct Oral Anti Coagulants：直接経口抗凝固薬
（Ye Z, et al. Gastrointestinal bleeding prophylaxis for critically ill patients: A clinical practice guideline. BMJ. 2020; 368: l6722より翻訳・一部改変し作成）

❼ 栄養・予防の less is more

一方で制酸薬を元から内服している場合、急に中止すると
とリバウンドが起こり、胃酸分泌過多となる可能性がある
ため注意が必要とされています。ただ理由なく漫然と続け
ることもよくないため、病状をみながら適宜減量・中止の
タイミングを検討しましょう。なお制酸薬の使用による
CDIや肺炎のリスクはこれまでに報告されてきたほどの影
響はないと先のガイドラインでは述べられており、必要時
に投与しない理由にはならないと考えます。

DVT予防も適応を評価し、漫然と続けない

　DVT（deep vein thrombosis：深部静脈血栓症）予防も
またICUルーチンの一つではありますが、これについて
も考え方はストレス潰瘍予防同様です。**血栓リスク
（ 表3 ）[16]/出血リスク（ 表4 ）[17] を評価のうえ、適応を判
断し、適応外となればless is moreで予防終了**を検討しま
しょう。なおDVTは主に下肢にできますが、数％で上肢
にも発生することが知られており、出血リスクが高くなけ
れば薬物的予防（ヘパリン皮下注射など抗凝固）がDVT予
防の第一選択になると考えます。出血リスクに懸念があれ
ば間欠的空気圧迫（いわゆるフットポンプ）や弾性ストッ
キングなどの物理的予防を行います。

表3 Padua Prediction Score

リスク因子	点数
担癌患者（半年以内に化学療法や放射線治療を受けた場合も含む）	3
DVT・PE（pulmonary embolism：肺塞栓）の既往	3
活動性低下（トイレ歩行程度以下の安静度が3日以上続くと予想される場合）	3
易血栓形成状態（AT III 欠損、プロテイン C/S 欠損、抗リン脂質抗体症候群など）	3
1か月以内の外傷 or 外科手術	2
70歳以上	1
心不全 or 呼吸不全	1
急性心筋梗塞 or 脳梗塞	1
急性感染症 or 膠原病	1
BMI > 30	1
ホルモン療法中	1

＊4点以上：高リスク（DVT/PE発症率11%）、4点未満：低リスク（DVT/PE発症率0.3%）
（Barbar S, et al. A risk assessment model for the identification of hospitalized medical patients at risk for venous thromboembolism: the Padua Prediction Score. J Thromb Haemost. 2010; 8: 2450-2457より翻訳・一部改変し作成）

❼ 栄養・予防の less is more

表4　IMPROVE Risk Score

リスク因子	点数
活動性の胃十二指腸潰瘍	4.5
血小板＜5万/μL	4
入院3か月前以内の出血	4
85歳以上	3.5
ICU/CCU入室中	2.5
重度腎不全（GFR＜30 mL/min/m²）	2.5
肝不全（INR＞1.5）	2.5
40～84歳	1.5
中等度腎不全（GFR30～59 mL/min/m²）	1
男性	1

* 　7点以上：major bleeding**リスク4.1%、any bleeding***7.9%
　　7点未満：major bleeding0.4%、any bleeding1.5%
** 致死的出血、Hbが2 g/dL以上低下する出血、2単位以上のRBC輸血を要する出血、重要臓器内
　　出血（頭蓋内、腹腔内、眼内、副腎、脊髄、心膜）のうち1つ以上を満たすもの
*** major＋non majorだが臨床的に影響のある出血
（Decousus H, et al. Factors at admission associated with bleeding risk in medical patients: findings from the IMPROVE investigators. Chest. 2011; 139: 69-79より翻訳・一部改変し作成）

　薬物的予防を受けている重症患者において、間欠的空気圧迫を併用しても、薬物予防のみと比較して近位下肢DVTの発生は減少しなかったというランダム化比較試験があり[18]、薬物的予防と物理的予防を併用するメリットはありません。またエコーでの週2回のDVT評価は、DVT発見率の上昇、非下肢DVT/PEに対する診断的検査の減少、より早いDVT/PEの診断、より低い90日死亡率と関連していたという報告があり[19]、忙しい臨床現場ではなかなか現実的ではありませんが、予後改善の可能性を秘めている

かもしれません。

参考文献

1） Singer P, et al. ESPEN guideline on clinical nutrition in the intensive care unit. Clin Nutr. 2019 ;38: 48-79.
2） McClave SA, et al. Guidelines for the provision and assessment of nutrition support therapy in the adult critically ill patient. JPEN J Parenter Enteral Nutr. 2016; 40: 159-211.
3） 小谷穣治, 他. 日本版重症患者の栄養療法ガイドライン. 日集中医誌. 2016; 23: 185-281.
4） 日本集中治療医学会, 他編. 日本版敗血症診療ガイドライン2020. 真興交易医書出版部, 2021.
5） Ohbe H, et al. Early enteral nutrition in patients undergoing sustained neuromuscular blockade: A propensity-matched analysis using a nationwide inpatient database. Crit Care Med. 2019; 47: 1072-1080.
6） Brierley-Hobson S, et al. Safety and efficacy of volume-based feeding in critically ill, mechanically ventilated adults using the 'Protein & Energy Requirements Fed for Every Critically ill patient every Time' (PERFECT) protocol: A before-and-after study. Crit Care. 2019; 23: 105.
7） Litton E, et al. Early and sustained Lactobacillus plantarum probiotic therapy in critical illness: the randomised, placebo-controlled, restoration of gut microflora in critical illness trial (ROCIT). Intensive Care Med. 2021; 47: 307-315.
8） Besselink MG, et al. Probiotic prophylaxis in predicted severe acute pancreatitis: a randomised, double-blind, placebo-controlled trial. Lancet. 2008; 371: 651-659.
9） American diabetes association. Standards of medical care in diabetes−2014 Diabetes Care. 2014; 37 Suppl 1: S14-80.
10） Qaseem A, et al. Inpatient glycemic control: best practice advice from the Clinical Guidelines Committee of the American College of Physicians. Am J Med Qual. 2014; 29: 95-98.
11） Jacobi J, et al. Guidelines for the use of an insulin infusion for the management of hyperglycemia in critically ill patients. Crit Care Med. 2012; 40: 3251-3276.
12） Rhodes A, et al. Surviving sepsis campaign: International guidelines for management of sepsis and septic shock: 2016. Intensive Care Med. 2017; 43: 304-377.
13） Firestone RL, et al. Moderate-Intensity insulin therapy is associated with reduced length of stay in critically ill patients with diabetic ketoacidosis and hyperosmolar hyperglycemic state. Crit Care Med. 2019; 47: 700-705.
14） Musso G, et al. Diabetic ketoacidosis with SGLT2 inhibitors. BMJ. 2020; 371: m4147.
15） Ye Z, et al. Gastrointestinal bleeding prophylaxis for critically ill patients: A clinical practice guideline. BMJ. 2020; 368: l6722.
16） Barbar S, et al. A risk assessment model for the identification of hospitalized medical patients at risk for venous thromboembolism: the Padua Prediction Score. J Thromb Haemost. 2010; 8: 2450-2457.
17） Decousus H, et al. Factors at admission associated with bleeding risk in medical patients: findings from the IMPROVE investigators. Chest. 2011; 139: 69-79.
18） Arabi YM, et al. Adjunctive intermittent pneumatic compression for venous thromboprophylaxis. N Engl J Med. 2019; 380: 1305-1315.
19） Arabi YM, et al. Surveillance or no surveillance ultrasonography for deep vein thrombosis and outcomes of critically ill patients: a pre-planned sub-study of the PREVENT trial. Intensive Care Med. 2020; 46: 737-746.

❼ 栄養・予防の less is more

その他の
less is more

―他項目に該当しなかったChoosing Wiselyとその考察

POINT

▶ ルーチンの採血・X線検査は見直す！　評価する必要がある場合にのみオーダー！

▶ 救命だけがすべてではない！　最期の迎え方を考えるのもまた集中治療！

▶ TLT（Time-Limited Trial）は治療方針決定の一助になり得るかもしれない！

⌈ 海外の less is more ― 推奨・根拠 ⌉

■ アメリカの Choosing Wisely（2021年）

患者の目標や価値観にそぐわないケアは行わない

（ https://www.choosingwisely.org/wp-content/uploads/2021/01/Pediatric-Hospital-Medicine-5 things-List_Draft-2 b.pdf）

» ICU患者の状態は不確実で流動的であることが多く、家

族や医療スタッフはストレスを感じる。それゆえ、ケア
の希望を聞き出し文書化することは、目標と一致したケ
アを提供することにつながる。

» 患者、家族、医療スタッフは、目標や価値観が、提供さ
れるケアと一致するように、意思決定を共有するパート
ナーとして共に考えていく必要がある。

🇧🇷 ブラジルの Choosing Wisely（2019年）

**死亡する可能性が高い患者に対して、終末期に高度救命処置
を行わない**

（ https://rbti.org.br/exportar-pdf/0103-507X-rbti-32-01-0011-en.
pdf）

» 死亡または重大な後遺症を残す可能性が高い重症患者に
対する高度なサポートの導入/維持は、緩和ケアを行わ
ないなら避けるべきである。

» このような状況下での意思決定は、対話とコンセンサス
を経て、患者やその家族の意思を尊重しつつ、常に行わ
れるべきものである。世界集中治療医学会会議による最
近の研究ではICUにおける終末期医療の実践には大きな
ばらつきがあり、体系化の必要性が指摘されている。

🇨🇦 カナダの Choosing Wisely（2018年）

臨床的に必要がある場合を除き、重症患者に定期的な胸部X線をオーダーしてはいけない

（https://www.ualberta.ca/critical-care/media-library/documents/5-things-clinicians-and-patients-should-question.pdf）

» 胸部X線は、特定の処置（気管内チューブ、胃管、中心静脈カテーテル、肺動脈カテーテル、その他挿入後の確認が必要な処置）や臨床状態の変化の評価、その情報が診断や治療の意思決定に影響を与える可能性が高い場合を除き、重症患者の日常的な評価には使用しない。

🇨🇦 カナダの Choosing Wisely（2018年）

患者の価値観と現実的なケアの目標が一致しない限り、生命維持療法を開始・継続してはいけない

（https://www.ualberta.ca/critical-care/media-library/documents/5-things-clinicians-and-patients-should-question.pdf）

» 患者やその家族は、終末期において侵襲的で過度に積極的な生命維持療法を行わないことを重要視している。しかし、多くの臨終患者が積極的な生命維持療法を受けているのは、医師が患者の意思/意向を聞き出したうえで、それに沿った提案を行っていないことが一因となっている。

🇺🇸 アメリカの Choosing Wisely（2014年）・ 🇬🇧 イギリスの Choosing Wisely（2016年）

検査は毎日のように定期的に行うのではなく、臨床的な懸念事項に対し行う

（https://www.choosingwisely.org/wp-content/uploads/2015/02/SCCM-Choosing-Wisely-List.pdf, （https://www.choosingwisely.co.uk/i-am-a-clinician/recommendations/#1476656484368-ad2ae43c-9902）

＊イギリスのものはアメリカのものを引用しており、独自の記載はない。

» 多くの検査（胸部X線、動脈血ガス、血液検査、心電図など）が毎日のように定期的に行われているが、必要時にのみ検査をオーダーする場合と比較して、定期的な検査オーダーは医療費を増加させ、患者に利益をもたらさず、実際に患者に害を及ぼす可能性がある。

» その他の有害性として、不必要な採血による貧血、それに対するリスクとコストのかかる輸血投与、ルーチン検査で見つかった偶発的な所見に対する積極的なワークアップなどがある。

死のリスクが高い、あるいは機能回復が著しく障害されている患者に対し、患者とその家族に緩和ケアの選択肢を提供することなく、生命維持装置を継続してはいけない

（https://www.choosingwisely.org/wp-content/uploads/2015/02/SCCM-Choosing-Wisely-List.pdf,（https://www.choosingwisely.co.uk/i-am-a-clinician/recommendations/#1476656484368-ad2ae43c-9902）

＊イギリスのものはアメリカのものを引用しており、独自の記載はない。
＊推奨文前半はカナダのものと同様であり割愛する。

» 高リスク患者とその代理意思決定者が、生命維持療法を行わないという選択肢について日常的に話し合うことは、患者や家族の価値観を常に尊重でき、死の質を向上させ、家族の苦痛や傷心を軽減する可能性がある。

» 生命維持療法を行う患者であっても、疾患に焦点を当てた治療を継続すると同時に、並行して緩和ケアを開始することが有益な場合がある。

🇦🇺🇳🇿 オーストラリアとニュージーランドのChoosing Wisely（2016年）

余命が限られている患者（末期心不全、腎不全、呼吸不全、

転移性悪性腫瘍など）に対しては、ICU入室時や入室前に患者と「ケアの目標」について話し合えるようにする。また、ICUに入室している患者で、死亡または機能回復が著しく損なわれるリスクが高い場合は、主に快適さと尊厳に焦点を当てた緩和ケアを患者とその家族に提供するようにする

（https://choosingwisely.org.nz/wp-content/uploads/2016/11/CMC0003-Australian-and-New-Zealand-Intensive-Care-Society-1.pdf）

» 集中治療の目標は、患者が受け入れられる生活の質に戻すことであり、この目標を達成するためには、医療スタッフが患者の価値観や希望を常日頃、把握していること が不可欠である。

» 治療の制限や中止をめぐる話し合いに患者とその家族が参加することで、死の質が向上し、家族やスタッフのストレスや傷心が軽減される。

Discussion

「ICUだから……」というだけで毎日の採血/X線や定期的な血液ガス測定は不要

　ICUでは半ばルーチンで連日採血される光景を目にします。入院関連貧血を引き起こし、さらなる不要な追加検査

8

その他のless is more

129

を要するだけでなく、輸血量増加、入院日数延長、死亡率上昇、コスト増大など、様々な有害事象と関連していることが示されており、採血検査を減少させても診断ミスや死亡率などの患者アウトカムには影響しなかったという報告もあります[1]。血算・生化学・凝固検査のために10 cc採血すると、Hb 0.07 g/dLの減少に相当し[2]、他にも追加の採血や血液培養、ルーチンの連日採血や血液ガス測定などを行うと相当な量の採血量となるため、無視できないHb減少が起こることがわかると思います。また診療点数早見表2021年4月増補版[3]によると、Alb、ALP、ChE、γ-GTP、LDHは各々11点、AST、ALTは各々17点、これらを5項目以上7項目以下行った場合は一律で93点となります。またPTは18点、末梢血液一般検査は21点で、上記すべて行うと1,320円、仮に1週間毎日行えば9,240円となり、決して安くないコストがそこにはかかっています。

　毎日の胸部X線に関しても、連日の撮像で偽陽性所見を拾ってしまうことが示唆されており[2]、予期していない異常所見は、不要なCT搬送や処置を招く可能性があります。また胸部X線写真は観察者間の一致率が低く、逆に都合の悪い所見は無視されるかもしれません。異常が明らかな場合でも、ルーチンの胸部X線撮像が日々の管理に影響を与えず[4]、撮像をやめてもICUや院内の死亡率・滞在期間に

影響しない⁵⁾ことがわかっています。

もちろんこれら日々の検査には、採血を行う看護師や、それを検査室まで運ぶ看護助手、実際に血液検査/X線撮像を行う検査技師など、「人の手間」もかかっていることを忘れてはいけません。医師の気軽な検査オーダーが、仲間の貴重な時間を奪っているかもしれません。

病勢が不安定であり、患者安全のためや治療方針決定のために必要であればその限りではありませんが、**less is moreの精神で、日々の介入やルーチン業務を見直し、その必要性を随時検討すること**が大切です。ICUに限った話ではありませんが、各種検査は検査前確率を見積もることが大切で、何の目的もない検査は意味を持ちません。**「ICUだから」という理由のみで過剰な検査・治療を行い、モグラ叩き的な対症療法のみの全身管理とならないよう、現在起こっている問題点をあぶり出し、その原因となっている事象を上流までさかのぼり対応する意識が重要です**。同様に、「熱が出たから」、「CRPが上がったから」という理由だけで、各種培養検査が提出される場面もよく目にしますが、やみくもな培養検査はコンタミネーションや保菌を拾うだけで、臨床的に解釈が困るだけとなることも多いです。熱やCRP上昇の原因が感染症かそうでないのか、感染

症なら感染臓器と微生物は何か、など想定しながら動く必要があります。

救命だけがすべてではない、治療制限が患者/家族/医療者にとって最善策にもなり得る

各国のChoosing Wiselyでは、生命予後の厳しい状況において、患者やその家族の意思のもと、いわゆる「延命治療」を避けようというメッセージが出されています。文化や保険制度、個々人の考え方など様々な背景がある中で、ICUにおけるless is moreとして広く説かれている概念です。

昨今の科学技術の進歩に伴い、重症患者の多くは「生き残る」ことができますが、その一方で、肉体的にも精神的にも望まない状態となってしまうことも少なくありません。ほとんどの患者にとって、集中治療の目標は、「ICUで生き残る」ことではなく、家に帰って有意義な生活を送ることだと思われます[6]。それゆえに提供するケアのレベルは、患者とその家族にとって意味があると考えられるものでなければならず、それはまた、医療的・社会的にも適切なものでなければなりません。

そこでの議論がまとまらずに過剰な治療を要求される

と、ICUスタッフは、命を守るという職業的使命感と、患者にとって何の利益にもならない無益な治療を行っているのではないかという疑念の間で悩むことが知られており[7,8]、このような思考は、ICUスタッフのバーンアウト(燃え尽き症候群)に拍車をかけることになるかもしれません。バーンアウト発生の要因として、患者の死亡率、スタッフが意思決定プロセスに積極的に参加しているかどうか、職場での葛藤の大きさ(特にICUチーム内や親族との軋轢)などが挙げられています[7,9,10]。スタッフの中には、ICUで日常的に行っている治療がしばしば意味をなしていないと感じている者もいると言われています[11]。実際、ICUで行われる治療の多くが有用であるかどうか疑問視する報告もあり[12]、技術的に可能なすべての治療法を行うことが、すべての患者にとって適切なことではないことを示唆していると考えます。

さらに、ICU生存者の多くがPICS(post intensive care syndrome:集中治療後症候群)に苦しみ、失職する可能性が高く(経済的困窮と関連)、再入院のリスクも高くなることがわかっています[13-15]。また、時には治療によって救命できたものの、重度な後遺症がのこった場合、最終的に退院後の患者ケアのすべてを負わなければならない家族にとって大きな負担となる可能性があります。家族介護者の

約1/3がQOLの低下に苦しみ、ICU退院後12か月目において多くの人がうつ病を患っているといわれています[16]。

　治療制限は徹底した意思決定プロセスの自然な結果であるべきで、治療を続けることによる利益よりも、患者やその家族、社会にとって苦痛や負担が大きいと判断できるなら、治療の保留・撤回も検討します[6]。その結果、患者の**苦痛、親族にかかる負担、ICUスタッフにかかるプレッシャー（その結果であるバーンアウトのリスク）、社会的コストの削減につながるならば、その議論に多くの人や時間を費やすことは非常に重要**であると考えます。

TLTは治療方針決定の一助になり得るかもしれない

　特に集中治療の現場では、治療開始の段階では救命を見込んでいたものの、その後の経過で生命予後が極めて厳しいと判断されることも多いと思います。ICUへ入室して侵襲的介入を行うことで利益を得る患者を定義することは難しく、意味のあるアウトカムが何かというのもはっきりしていません。また急性期疾患というのは患者本人だけでなく、その家族や代理意思決定者にも影響を与え、しばしば圧倒され、思慮深い決定ができなくなることも稀ではありません。

このような状況下で、昨今TLT（Time-Limited Trial）は
その判断の助けとなることが期待されています。**TLTは、
患者にとって有意義な回復の可能性や患者の希望/価値観
をはっきりさせるために施行期間を提示したうえで、必要
なすべての初期介入を行うものであり、入院時に転帰を予
測することが困難な場合や、入院中の予想外の合併症で転
帰への影響があり得る場合に、予後についてのよい判断材
料となります**[17]。TLTの成功のためには、患者らとの良好
なコミュニケーション、客観的な指標による明確な目標、
そしてその評価が重要とされています[17]。コミュニケー
ションとICUケアのプランニングを行うよう訓練された医
師が、ICU重症患者の家族とともにTLTを利用し、様々な
質の向上 のために介入を行うことで、家族会議の質の改
善とICU治療の強度/期間の減少に関連していたという報
告もあり[18]、TLTにより、患者中心の治療アプローチに焦
点を当て、有益ではないICUケアを減らすことができる可
能性が示唆されます。

　またよりよい最期を迎えられるために、患者自身の身体
的苦痛を最大限取り除き、安寧に過ごせるようにケアを行
うことも非常に重要です。Choosing Wiselyからも緩和ケ
アを重要視していることが読み取れると思います。予後不

❽
その他のless is more

135

良なICU患者に対し早期に緩和ケアにコンサルトすること
で、死亡率に影響を与えることなく、DNAR（Do Not
Attempt Resuscitation）や挿管の回避、ホスピスケアへの
移行の意思が高まり、人工呼吸期間や気管切開、ICU入室
中や退室後の医療資源使用の減少に関連したという報告も
あり[19]、緩和ケアの専門家にも積極的に介入を依頼するこ
とで、より穏やかで落ち着いた最期を迎えられる準備がで
きるかもしれません。

　他にも、ICUにおける標準的な制限付きの面会時間（4.5
時間／日まで）に対して、柔軟な家族面会（12時間／日ま
で）は患者自身のせん妄発生率を有意に減らせないもの
の、家族の不安や抑うつは有意に下がることが示唆され
ています[20]。COVID-19流行後は面会制限を設けている病
院がほとんどだと思いますが、今後COVID-19の流行が落
ち着けば、家族ケアの一つとして柔軟な面会も選択肢とな
り得るでしょう。

DNAR＝何もしない、ではない

　DNARだから検査や治療をしない、という誤った解釈が
行われている場面に遭遇することがありますが、これに関
しては日本集中治療医学会が発表している「Do Not

Attempt Resuscitation（DNAR）指示のあり方についての勧告」[21] が参考になります。そこでは「DNAR指示は心停止時のみに有効である。心肺蘇生不開始以外はICU入室を含めて通常の医療・看護については別に議論すべきである」、「DNAR指示と終末期医療は同義ではない。DNAR指示にかか わる合意形成と終末期医療実践の合意形成はそれぞれ別個に行うべきである」という文言が掲載されています。「急変時DNAR」という曖昧な表現でカルテ記載されていることも少なからず目にしますが、そもそも「急変」の意味する状態が漠然とし過ぎて意味を持ちません。先の勧告でも「DNAR指示のもとに心肺蘇生以外の酸素投与、気管挿管、人工呼吸器、補助循環装置、血液浄化法、昇圧薬、抗不整脈薬、抗菌薬、輸液、栄養、鎮痛・鎮静、ICU入室など、通常の医療・看護行為の不開始、差し控え、中止を自動的に行ってはいけない」としており、記載するなら「心停止時DNAR」のほうがより適切な表現であるように思います。また可逆性病変で、かつ治療することで患者自身の苦痛緩和につながるようであれば積極的な介入も避けてはならないと考えます。それゆえ、呼吸不全時の挿管・人工呼吸管理や血圧低下時の昇圧薬などの対応は、DNARとは別に議論し決めていく必要があります。

なお日本では、厚生労働省「人生の最終段階における医

8
その他のless is more

137

療の決定プロセスに関するガイドライン」や、日本集中治療医学会・日本救急医学会・日本循環器学会「救急・集中治療における終末期医療に関するガイドライン〜3学会からの提言〜」が発表されており、治療方針の議論の際に参考となるため、一読されることをお勧めします。

参考文献

1) Eaton KP, et al. Evidence-based guidelines to eliminate repetitive laboratory testing. JAMA Intern Med. 2017; 177: 1833-1839.
2) Zampieri FG, et al. When will less monitoring and diagnostic testing benefit the patient more?. Intensive Care Med. 2019; 45: 1447-1450.
3) 杉本恵申, 他編. 診療点数早見表2021年4月増補版. 医学通信社, 2021.
4) Ruza GC, et al. Routine chest radiography in intensive care: impact on decision-making. Rev Bras Ter Intensiva. 2012; 24: 252-257.
5) Oba Y, et al. Abandoning daily routine chest radiography in the intensive care unit: meta-analysis. Radiology. 2010; 255: 386-395.
6) Ricou B, et al. 'Less is more' in modern ICU: Blessings and traps of treatment limitation. Intensive Care Med. 2020; 46: 110-112.
7) Piers RD, et al. Perceptions of appropriateness of care among European and Israeli intensive care unit nurses and physicians. JAMA. 2011; 306: 2694–2703.
8) Breen CM, et al. Conflict associated with decisions to limit life-sustaining treatment in intensive care units. J Gen Intern Med. 2001; 16: 283-289.
9) Merlani P, et al. Burnout in ICU caregivers: a multicenter study of factors associated to centers. Am J Respir Crit Care Med. 2011; 184: 1140-1146.
10) Embriaco N, et al. Burnout syndrome among critical care healthcare workers. Curr Opin Crit Care. 2007; 13: 482-488.
11) Verdon M, et al. Burnout in a surgical ICU team. Intensive Care Med. 2008; 34: 152-156.
12) Herridge MS, et al. The RECOVER program: disability risk groups and 1-year outcome after 7 or more days of mechanical ventilation. Am J Respir Crit Care Med. 2016; 194: 831-844.
13) Myers EA, et al. Post-ICU syndrome: rescuing the undiagnosed. JAAPA. 2016; 29: 34-37.
14) Hill AD, et al. Long-term outcomes and healthcare utilization following critical illness—a population-based study. Crit Care. 2016; 20: 76.
15) Piers RD, et al. Inappropriate care in European ICUs: Confronting views from nurses and junior and senior physicians. Chest. 2014; 146: 267-275.
16) Cameron JI, et al. One-year outcomes in caregivers of critically ill patients. N Engl J Med. 2016; 374: 1831-1841
17) Vink EE, et al. Time-limited trial of intensive care treatment: An overview of current literature. Intensive Care Med. 2018; 44: 1369-1377.

18) Chang DW, et al. Evaluation of time-limited trials among critically ill patients with advanced medical illnesses and reduction of nonbeneficial ICU treatments. JAMA Intern Med. 2021; 181: 786-794.

19) Ma J, et al. Early palliative care consultation in the medical ICU: A cluster randomized crossover trial. Crit Care Med. 2019; 47: 1707-1715.

20) Rosa RG, et al. Effect of flexible family visitation on delirium among patients in the intensive care unit the ICU visits randomized clinical trial. JAMA. 2019; 322: 216-228.

21) 日本集中治療医学会. Do Not Attempt Resuscitation（DNAR）指示のあり方についての勧告. 日集中医誌. 2017; 24: 208-209.

索引 INDEX

著者プロフィール

太田 啓介（おおた けいすけ）

静岡県立総合病院集中治療センターセンター長

静岡県出身。2012年浜松医科大学卒業。同年都立墨東病院初期研修医。2014年より横浜市立みなと赤十字病院救命救急センターにて救急/集中治療に従事。その間に他院にて感染症研修も行い、復帰後感染症科立ち上げに参画。

学生時代に受けていた静岡県医学修学研修資金の兼ね合いにより、2018年より静岡県立総合病院集中治療センターにて勤務。2020年より同院集中治療センター長。

静岡県立総合病院集中治療センター Facebook：https://m.facebook.com/sghicu/

学生時代はバンド活動に熱中。高校の三者面談で「バンドで飯を食っていきます！」と高らかに宣言。大学時代にとあるイベントで審査員特別賞を獲るも、己の限界を感じバンドマンを断念。その後バーのバイトにハマり、バーテンになりたいと考えるも、フライパンケーキが上手く作れず断念。大学卒業後は医師として臨床に向き合い、集中治療に耽溺。現在の夢はラジオMC。

Less is More　考える集中治療

2021年12月12日　　第1版第1刷 ©
2022年4月1日　　　第1版第3刷

著者 ……………………… 太田啓介　OHTA, Keisuke
発行者 ………………… 宇山閑文
発行所 ………………… 株式会社金芳堂
　　　　　　　　　　　　〒606-8425 京都市左京区鹿ケ谷西寺ノ前町34 番地
　　　　　　　　　　　　振替　01030-1-15605
　　　　　　　　　　　　電話　075-751-1111（代）
　　　　　　　　　　　　https://www.kinpodo-pub.co.jp/
装丁・本デザイン … naji design
印刷・製本………………… モリモト印刷株式会社

Printed in Japan
ISBN978-4-7653-1889-1